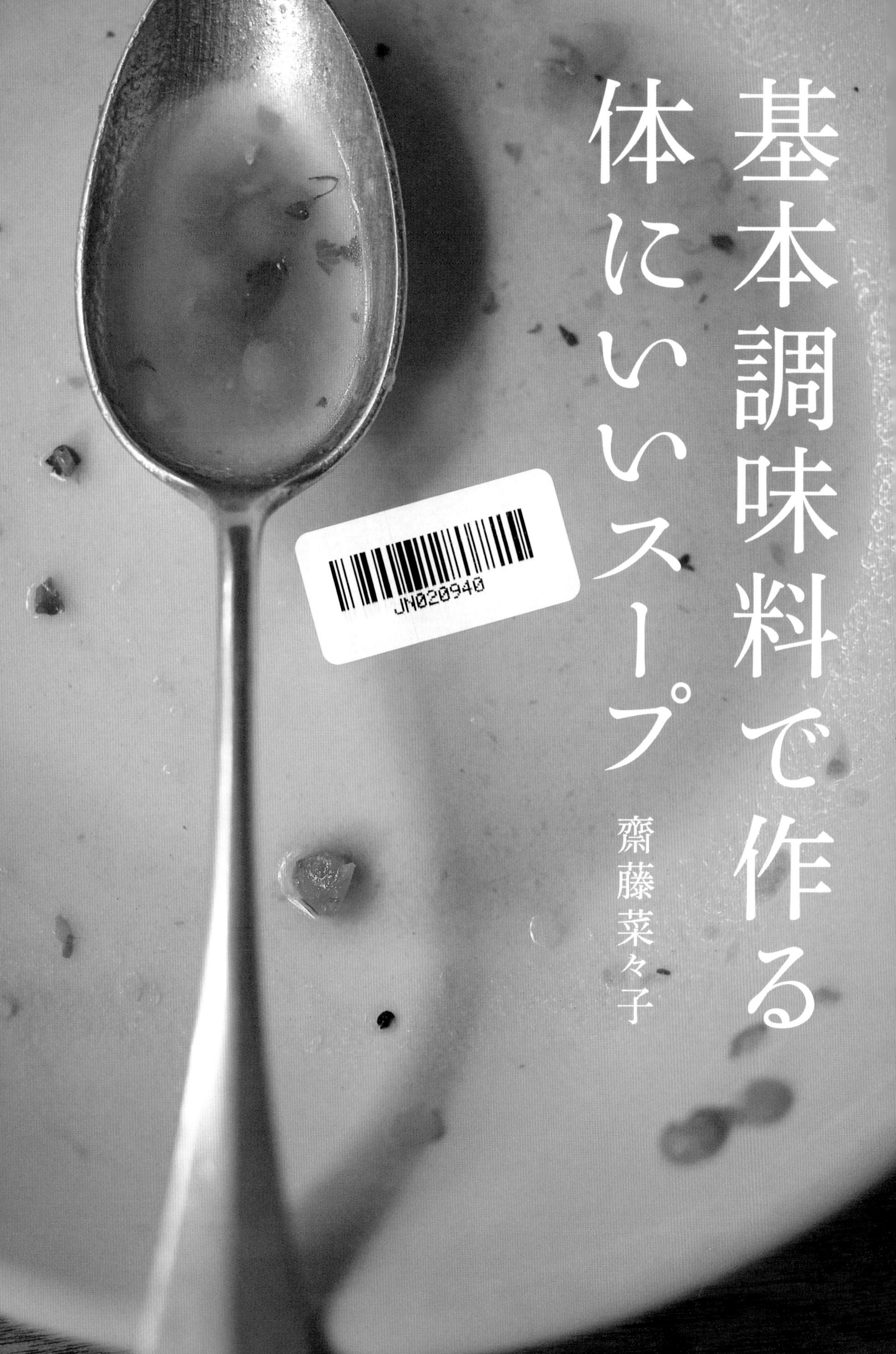
基本調味料で作る
体にいいスープ
齋藤菜々子
JN020940

はじめに

まだ学生だったころのこと。遅刻しそうになって慌てている私に、母は決まって「おみそ汁だけは飲んでいってね！」と、きっぱり言うのでした。豆腐やわかめが入ったなんの変哲もないおみそ汁です。私は身支度をしながら急いで一気に飲み干して、「いってきます！」と学校へ向かうのが決まりでした。そんなどうってことない毎朝のワンシーンが、今となっては不思議と忘れられない思い出となっています。

なぜ母はあんなにもおみそ汁だけは飲ませようとしたのでしょう。もちろん時間がないときにでもすぐに飲めるという理由もあるでしょうが、それ以上におみそ汁には、「しっかり栄養をとってほしい」という母の強い願いが込められていたように感じます。

それは自分が作る側に回ったいま、改めてしみじみと思います。おみそ汁やスープといった料理は、とにかく懐が深い。半端に余ったものも、消費期限ぎりぎりのものも、なにはともあれ入れてしまえば大丈夫。あれも食べてほしい、これも食べてほしい、という作り手の願いを、ことごとく受け止めてくれるのです。

料理家を志したころ、「薬膳」の世界に出会いました。栄養学よりも感覚的に理解しやすい薬膳が、私にはしっくり来たのです。薬膳では、食欲がないときはこれ、疲れているときはこれ、と、特定の症状に効能を持つ食材を軸として、レシピを組み立てます。これってスープにもぴったりの考え方ですよね。食材を優先して考えても、スープはしっかり包み込んで、おいしく仕立ててくれるのですから。そうしてスープは私の得意料理となりました。

手間をかけずとも、たくさんの栄養がとれて、心も体も満たされるスープは、あるだけで安心感すら覚える、温かで心強い存在です。この本では、汁ものとしてはもちろん、主菜にもなってくれるような、満足感のあるスープを提案しています。どのレシピも基本の調味料で作れるごく簡単なものですから、忙しいときでも気負わずに作れることでしょう。

そして忙しいときこそ、しっかり食べてほしいのです。せめて「スープだけは飲んでいってね！」と、かつての母のように、私はレシピを通じて願います。なにげない毎日の食事の積み重ねが、明日への活力になっていくと思うからです。あなたの大変な日々の傍らに、この本を置いていただけたらとてもうれしいです。

齋藤菜々子

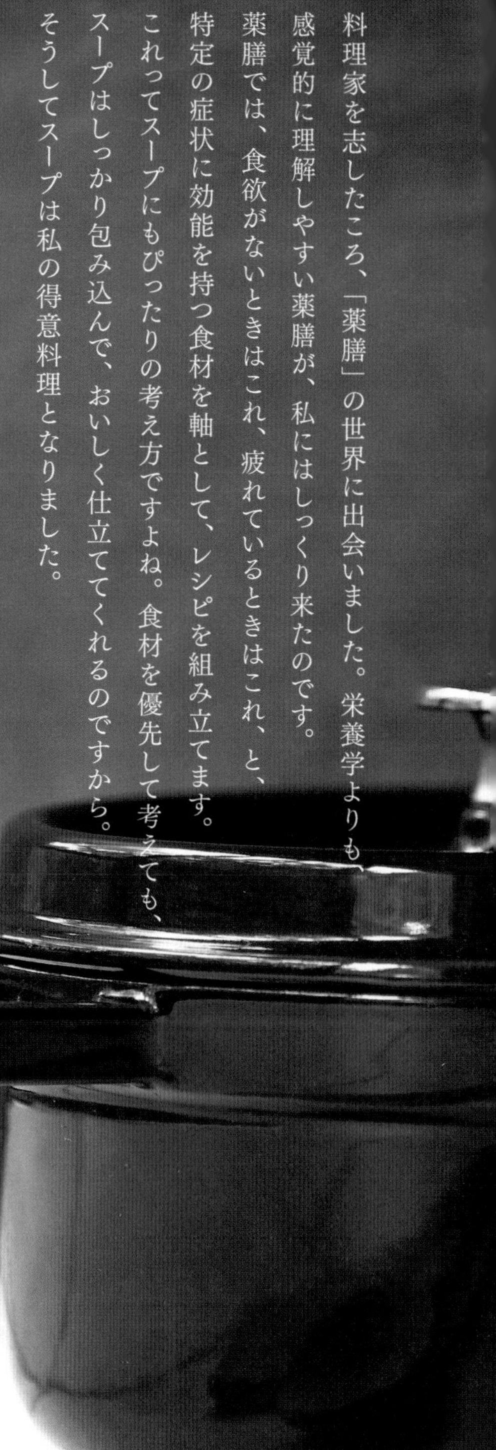

もくじ

塩のスープ

しょうゆのスープ

みそのスープ

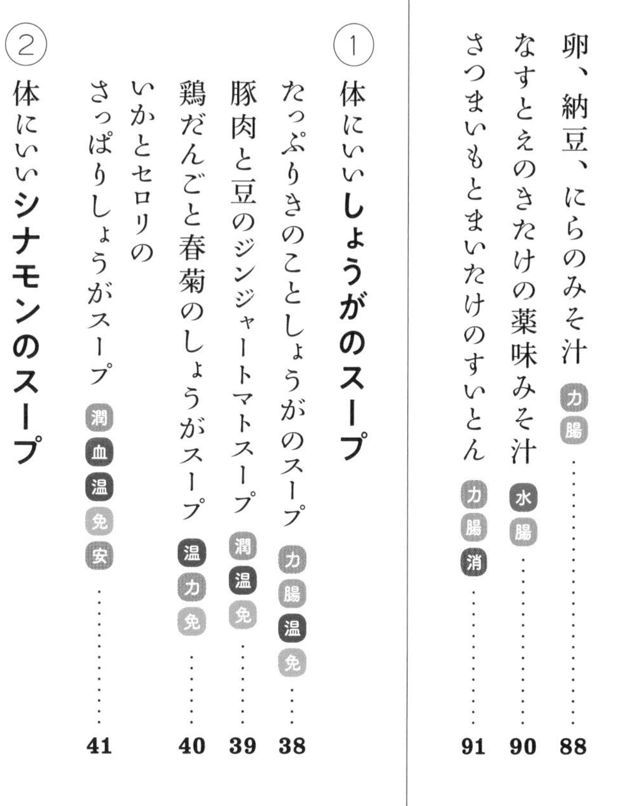

column

① 体にいいしょうがのスープ

② 体にいいシナモンのスープ

③ スープジャーのスープ

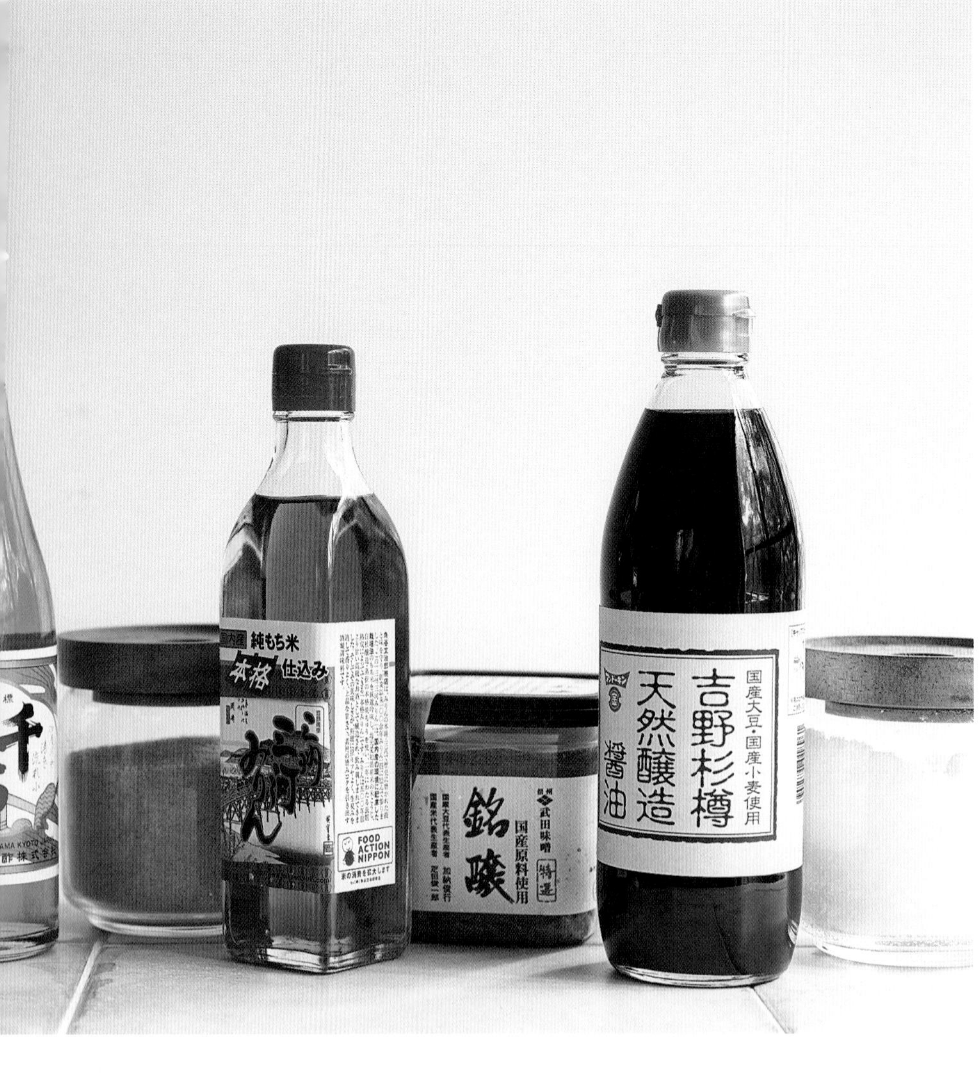

この本の「基本調味料」について

この本では多くの家庭で常備しているであろう、これら8種の調味料を「基本調味料」としています。どのレシピでもここに食材のうまみや、ちょっとした辛みを加えるだけで、さまざまな味わいを生み出すことができます。とりたてて高価なものを使う必要はなく、いつも使っているもので構いません。

◎塩

ミネラルやうまみを多く含む粗塩を使用。さらさらの精製塩を使う場合、同量だと塩辛くなりやすいので量を控えめにして味をみながら調節してください。

◎しょうゆ

濃口しょうゆであれば普段使っている好みのもので大丈夫です。

◎みそ

塩分12%前後の信州みそを使用しています。好みのもので構いませんが、商品によって風味や塩分が変わるので、味をみて量を調節しましょう。

[基本調味料で作るから…]

① すぐに作れる！

特別な調味料は必要ないので、いま家にあるものでパパッと作れます。しかもその組み合わせは無限大。決まった調味料でも、さまざまな味を生み出すことができ、飽きることがありません。

② ヘルシー！

調味料は最小限しか使っていません。しかもレトルトのスープなどとは異なり、一から自分で作るので、塩分も糖分も調整可能です。自分の健康状態や好みに合わせてカスタマイズしてください。おなじみの調味料で作ったものですから中身も安心です。

③ 経済的！

調味料や食材も、特に高価なものを使う必要はありません。素材の味を上手に引き出せば、お店も顔負けのスープができあがります。レトルトのスープなどを買うことに比べると、いつもの調味料、食材で作れるので、とてもおトクです。

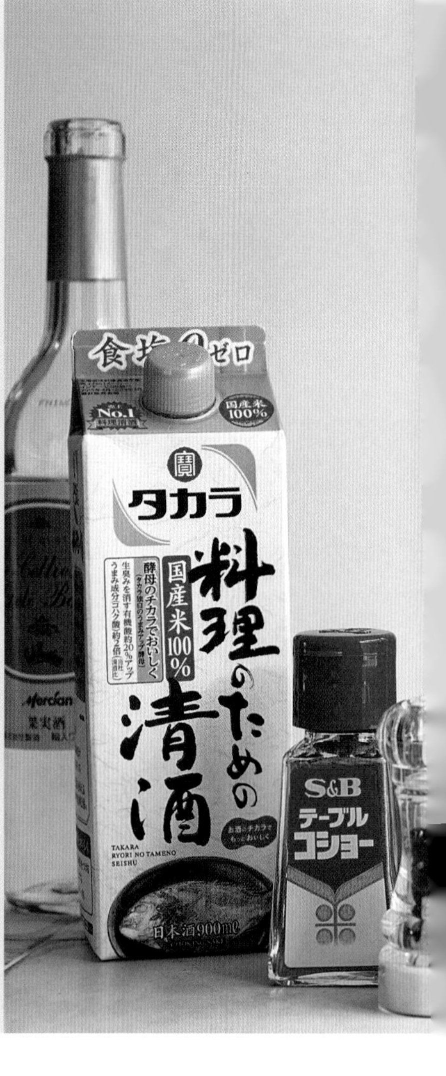

◎酒（ワイン）

清酒（日本酒）がおすすめです。食塩を含む料理酒は塩辛くなる可能性があります。ワイン（白・赤）は安価なもので大丈夫です。

◎みりん

本みりんを使うようにしてください。みりんタイプ調味料は糖類や食塩が添加されているので風味が変わってしまいます。

◎酢

まろやかな酸味で、和食に重宝される米酢を使用。よりすっきりとさせたい場合は、穀物酢を使用しても問題ありません。

◎砂糖

風味とこくのあるきび砂糖を使用しましたが、上白糖でも構いません。その場合、よりはっきりとした甘みに仕上がります。

◎こしょう

香りを全体に行き渡らせたいときは粉状のこしょう、香りをアクセントに使いたいときは粗びき黒こしょうを使用しています。

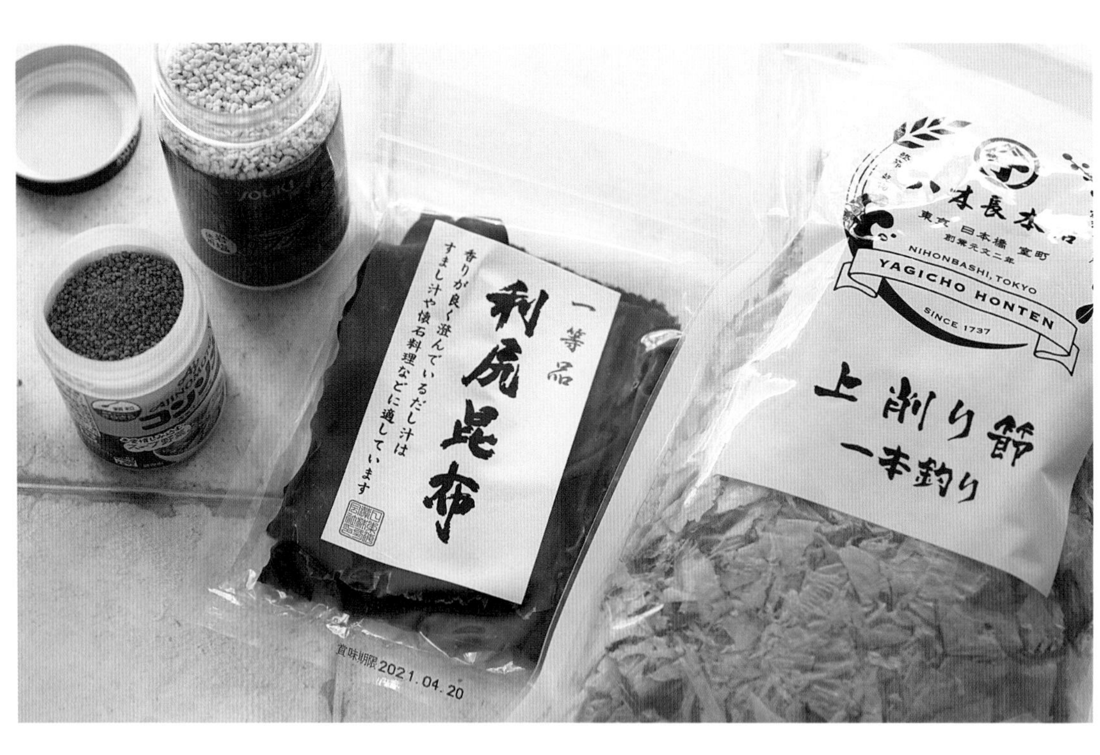

「だし」について

材料表に「だし汁」と書いてある場合は、昆布と削り節でとったものを使用しました。市販のものでも構いませんが、余裕があるときは自分でとってみてください（左ページ参照）。中華風のもの、洋風のものは顆粒タイプを使用しています。

◎鶏がらスープの素（顆粒）

チキンエキスをベースにしたスープの素。おもに中華系のスープで使用しています。好みの味のものをお使いください。

◎洋風スープの素（顆粒）

肉や香味野菜のうまみが凝縮されたスープの素。別名「コンソメ」。固形タイプを使う場合は、顆粒小さじ2で固形1個分が目安です。

◎昆布

利尻昆布や日高昆布など、だし用昆布であればお手持ちのもので大丈夫です。

◎削り節

だしをとるときは、細かく削ってある小分けパックのものではなく、大きく薄く削ってあるものを使ってください。

「辛み」について

この本では基本調味料以外に赤唐辛子や一味唐辛子、七味唐辛子、ラー油などの辛みをアクセントとして使用しています。辛いのが苦手な方や子どもと一緒に食べる場合は、量を少なくする、もしくは抜くなどして調節してください。

その他の食材について

・サラダ油やオリーブオイル、ごま油などの油は、おもに具材を炒めるときに使っていますが、仕上げに風味づけとして加えることもあります。

・牛乳は普通の牛乳を使用。あっさりとした仕上がりになりますが、低脂肪・無脂肪牛乳でも作れます。豆乳は成分無調整のものがおすすめですが、調製豆乳でも問題はありません。

・トマト缶はうまみの強いホールタイプがおすすめですが、カットタイプでも作れます。

「あく」について

レシピに記載はありませんが、煮ている際にあく（茶色や白っぽい泡）が出てきたら、あくすくいやお玉などですくいとってください。あくにはえぐみがあるので、こまめにとりましょう。

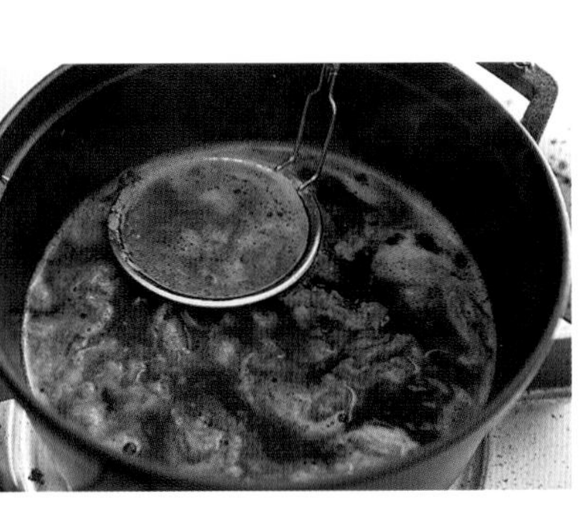

この本の使い方

●野菜などの分量は皮や種などを含んだものです。また、洗う、皮をむくなどの基本的な下準備を済ませてからの手順となっています。

●アレンジは1人分です。

●レモン等の柑橘類はポストハーベスト農薬不使用のものを使ってください。

●電子レンジは600Wのものを使用しています。

●大さじ1は15㎖、小さじ1は5㎖、ひとつまみは指3本でつまんだくらいの量です。

だしのとり方

❶ 昆布10gは水で濡らしてかたく絞ったふきんで表面の汚れをさっと拭く。鍋に入れ、水1000㎖を加えて30分～ひと晩おく。

❷ 鍋を弱火で熱し、湯気が立ち始めて小さな泡が出てきたら昆布を取り出す。

❸ 強火にして煮立て、火を止めて削り節20gを広げるように加え、そのまま2分ほどおく。

❹ ペーパータオルを敷いたざるに上げてこす。

※約800㎖できる。保存する場合は冷ましてから容器などに移し、冷蔵室で3日ほど、冷凍室で3週間ほど保存可能。

「薬膳」について

温 体を温める

冷えた体を温めます。寒さで体が冷えたとき、冷え性の方、腹痛になりやすい方に。

【おもな食材】
鶏肉、鮭、長ねぎ、玉ねぎ、しょうが、にんにく、にら、かぶ、かぼちゃ、唐辛子、高菜漬け、もち、シナモンなど

冷 熱を冷ます

熱くなった体を冷まします。味の濃い食事が多い方や吹き出ものが出やすい方に。またはほてりやすかったり、寝つきが悪い方にも。

【おもな食材】
たこ、豆腐、レタス、セロリ、トマト、ほうれん草、きゅうり、緑豆もやし、なす、レモン、もずくなど

力 パワー補給

疲れやすかったり、だるくてやる気が出ない方、病気になりやすい方に。食後の眠気が強いときや、汗がなかなか止まらない方にも。

【おもな食材】
鶏肉、豚肉、牛肉、鮭、たら、えび、豆腐、納豆、じゃがいも、さつまいも、かぼちゃ、ブロッコリー、まいたけ、しいたけなど

安 ストレス解消

怒りっぽかったり、憂鬱だったりして、精神的に不安定な方に。または、のどや胸が詰まる感じのある方、頬が引きつる方などにも。

【おもな食材】
鮭、春菊、大根、玉ねぎ、セロリ、トマト、小松菜、三つ葉、すだち、ゆずなど

薬膳と聞くと生薬などを使った特別な料理を想像される方もいらっしゃるかもしれませんが、実は身近な食材で、無理なく、毎日作ることができる料理でもあります。

薬膳の大本にあるのは中医学と呼ばれるもの。中国で培われてきた古い歴史を持つ医学です。その考え方はとてもシンプル。「そのときの自分の体に合うものを食べること」。

薬膳は病気の治療食としてだけでなく、健康な人が病気にならないための予防医学としての役割もあります。食事を通してセルフケアをするイメージです。食材が持つ効能によって、暑いときは冷まし、冷えているときは温め、たりないときは補い、過剰なときは排出する。バランスをとることを心がけてくだされば、大丈夫です。

今回は日本人によくみられる体質

水 水分代謝

むくみやすい方に。食後の眠気が強い方、よくめまいがする方、下半身が冷える方にも。

【おもな食材】
レンズ豆、白菜、きゅうり、なす、とうもろこし、グリーンアスパラガス、里いも、大根、キャベツ、えのきたけ、わかめなど

潤 体を潤す

肌や口、のどが乾燥しやすく、たんやせきが出る方に。風邪をひきやすい方、便秘がちな方にも。

【おもな食材】
豚肉、いか、卵、豆腐、厚揚げ、豆乳、牛乳、春菊、トマト、ほうれん草、小松菜、緑豆もやし、すだち、梅干しなど

に合わせ、食材が持つ薬膳の効能を基本の6つとその他に分けました。多くの人がお悩みの症状をピックアップし、それらに対応する食材も記載しています。

食材はさまざまな効能を持ち合わせていますが、薬膳を気軽に取り入れてもらおうと、本書ではレシピのポイントとなる材料に上記のような効能のマークを入れました。ぜひ参考にしてみてください。

その他にも

マーク	効能	こんな人・症状に	おもな食材
免	免疫力アップ	風邪をひきやすい方	長ねぎ、しょうがなど
齢	アンチエイジング	老化現象全般（骨や髪、肌などの老化、足腰の弱まりなど）	豚肉、えび、ブロッコリー、ごぼうなど
腸	便秘解消	便秘	さつまいも、オクラ、小松菜、レタス、しめじ、アボカド、もずく、チーズなど
消	消化を助ける	胃もたれ、胸やけ、食欲不振、食後の眠気が強い	大根、カリフラワー、かぶ、なす、トマト、キャベツ、にんじんなど
血	血を作る	貧血、肌のくすみ、めまい、動悸、不眠、爪が弱い、朝方足がつる、精神不安、月経が不安定	牛肉、鮭、たら、いか、あさり、卵、ほうれん草、しめじなど
流	血流をよくする	目の下にくまが出やすい、顔色が黒っぽい、思考力の低下、月経痛が重く血のかたまりが出る	鮭、なす、玉ねぎ、パセリ、青梗菜、ザーサイなど

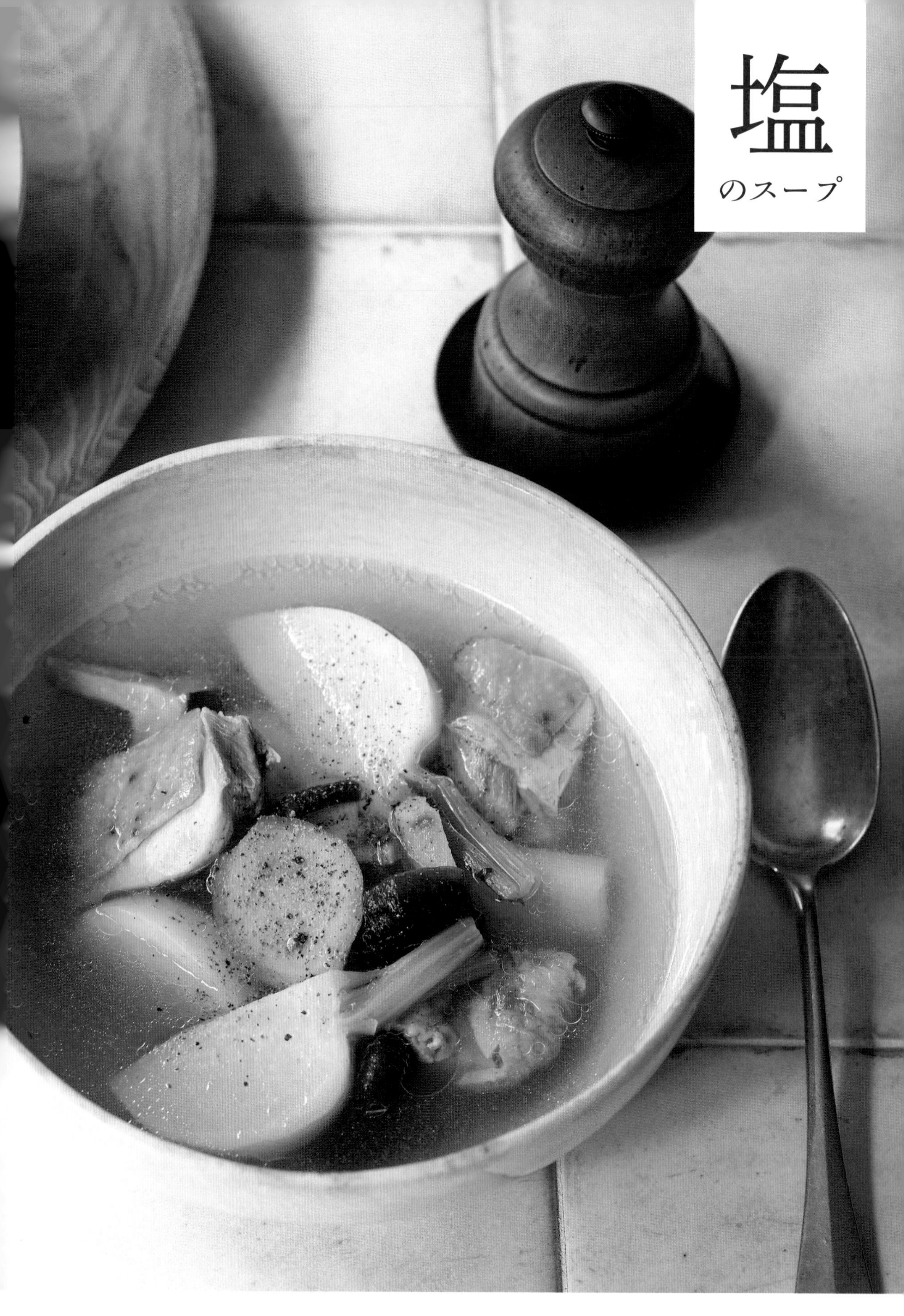

塩のスープ

かぶの代わりに大根、しいたけの代わりにほかのきのこで作ってもおいしい。きのこはまいたけなど、香りの強いものがおすすめです。

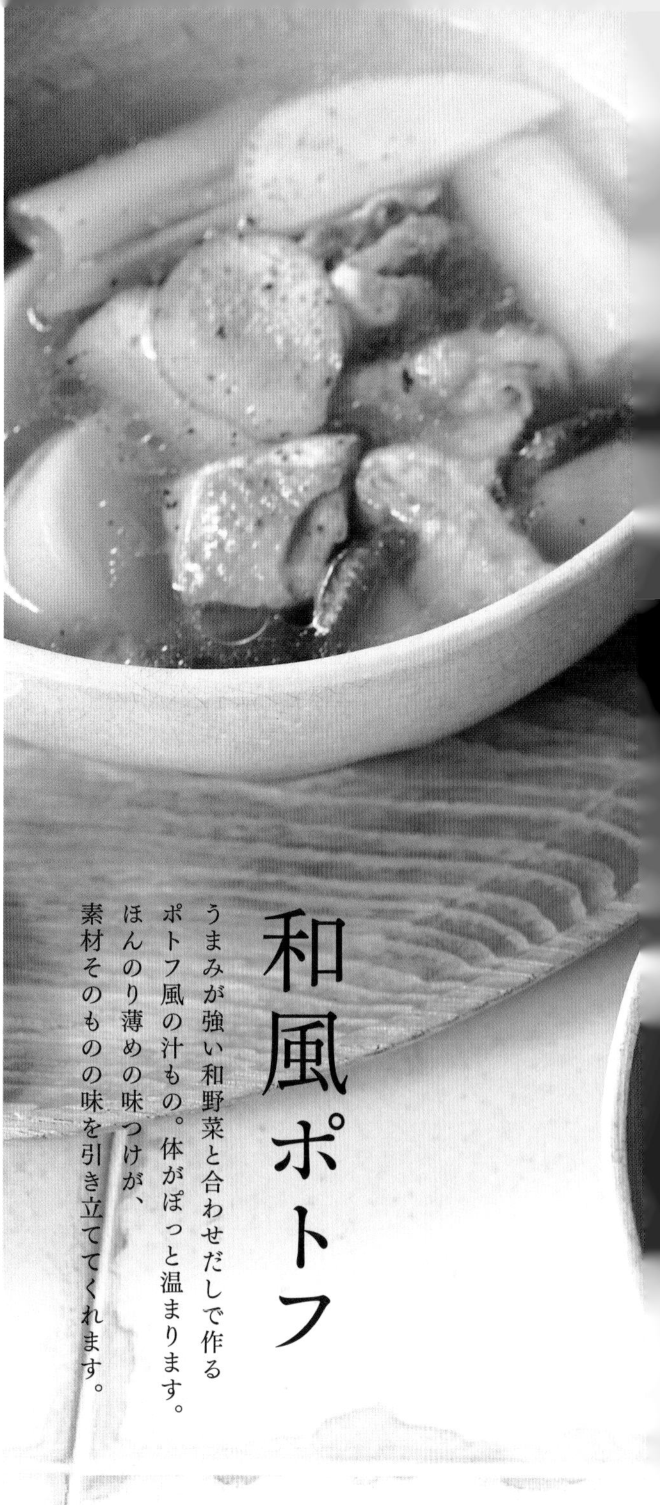

和風ポトフ

うまみが強い和野菜と合わせだしで作るポトフ風の汁もの。体がぽっと温まります。ほんのり薄めの味つけが、素材そのものの味を引き立ててくれます。

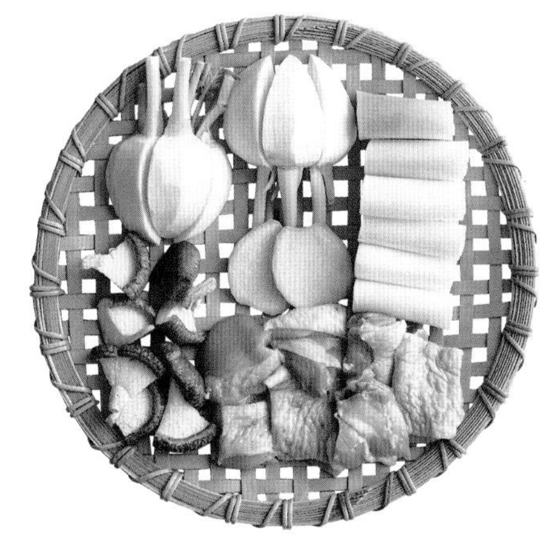

[材料と下準備] 2～3人分

鶏もも肉 … 1/2枚（150g） 温 カ 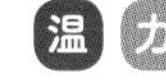
▶ひと口大に切り、塩少々をふる

長ねぎ … 1本 温 免 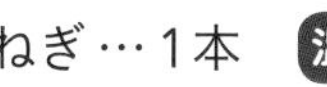 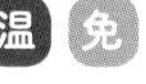
▶長さ5cmに切る

かぶ（茎が3cmほどついているもの）… 1個 温
▶6つ割りにする

しいたけ … 2枚 カ
▶石づきを取って4つ割りにする

A だし汁 … 500mℓ
しょうが（薄切り・皮つき）… 2枚 温 免 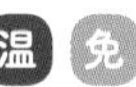
酒 … 大さじ1
みりん … 小さじ1
塩 … 小さじ1/3

サラダ油 … 大さじ1/2
粗びき黒こしょう … 適量

1 鍋にサラダ油を中火で熱し、鶏肉の皮目を下にして入れ、長ねぎも加えて焼く。それぞれ焼き色がついたら裏返し、A、かぶ、しいたけを加える。

2 煮立ったらふたをし、弱火にして7分ほど煮る。

3 かぶがやわらかくなったら器に盛り、粗びき黒こしょうをふる。

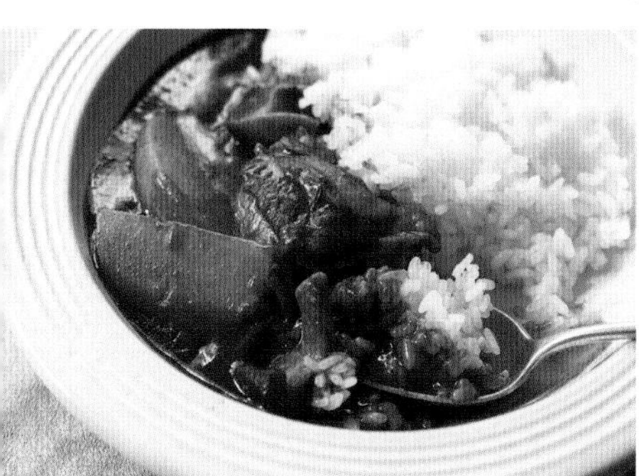

アレンジ

カレー

スープの1/2量ほどに刻んだカレールウ50gを加えて溶かし、煮詰めてとろみをつける。器に温かいご飯150gを盛り、カレーをかける。

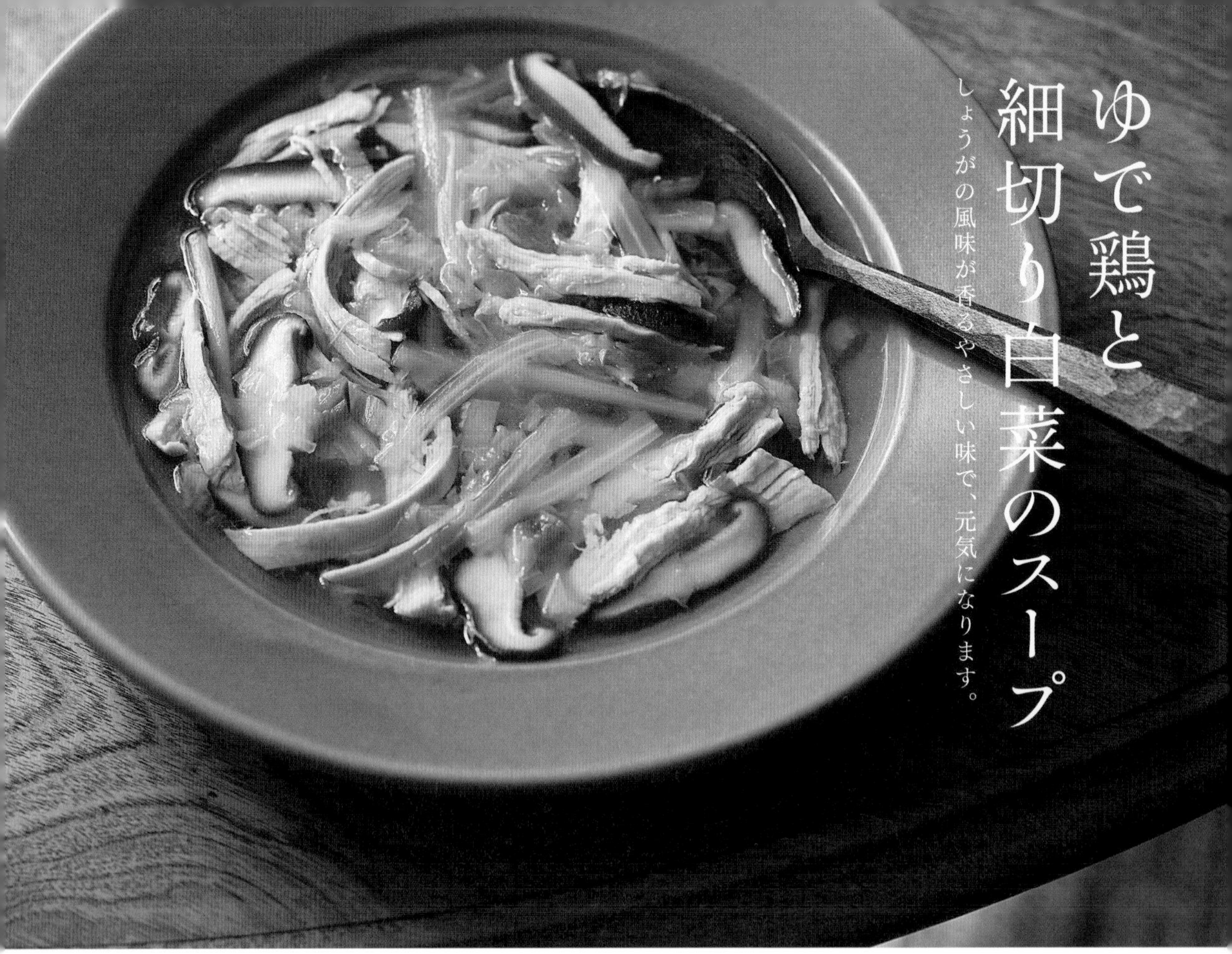

ゆで鶏と細切り白菜のスープ

しょうがの風味が香るやさしい味で、元気になります。

［材料と下準備］ 2〜3人分

鶏胸肉（皮なし）… 小1枚（200g） 
▶厚みのある部分は切り込みを入れて開き、厚みを均一にする。全体にフォークを刺して穴を開け、塩・砂糖各小さじ1をすり込み、10分ほどおく

白菜 … 葉2〜3枚 水
▶軸と葉に切り分け、それぞれ長さ5cmの細切りにする

しいたけ … 2枚 カ
▶石づきを取って薄切りにする

A 水 … 700mℓ
長ねぎ（青い部分）… 1本分
しょうが（薄切り・皮つき）… 3枚
酒 … 大さじ2

塩 … 適量

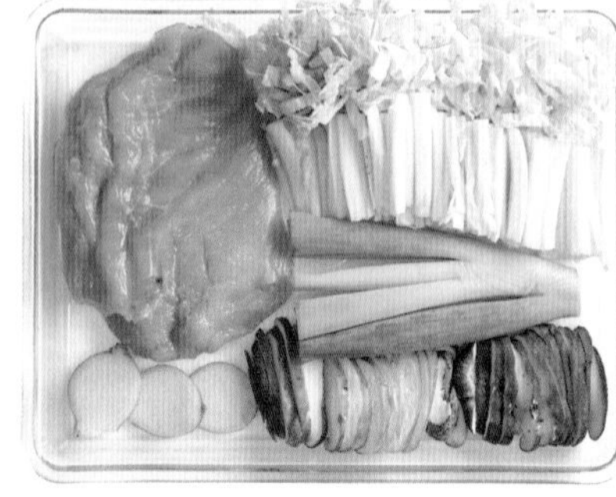

1 鍋にAを入れて中火で煮立てる。鶏肉を加え、再び煮立ったら30秒ほどゆでる。火を止めてふたをし、粗熱がとれるまで30分ほどおく。鶏肉、長ねぎ、しょうがを取り出し、鶏肉は細かく裂く。

2 1の鍋を中火で熱し、白菜としいたけを加える。煮立ったらふたをし、弱火にして5分ほど煮る。鶏肉を戻し入れ、塩で味を調える。

砂糖をすり込み、余熱で火を通すのが鶏胸肉をしっとり仕上げるポイントです。
硬くなりやすいのでスープに戻したあとは温める程度でOK。

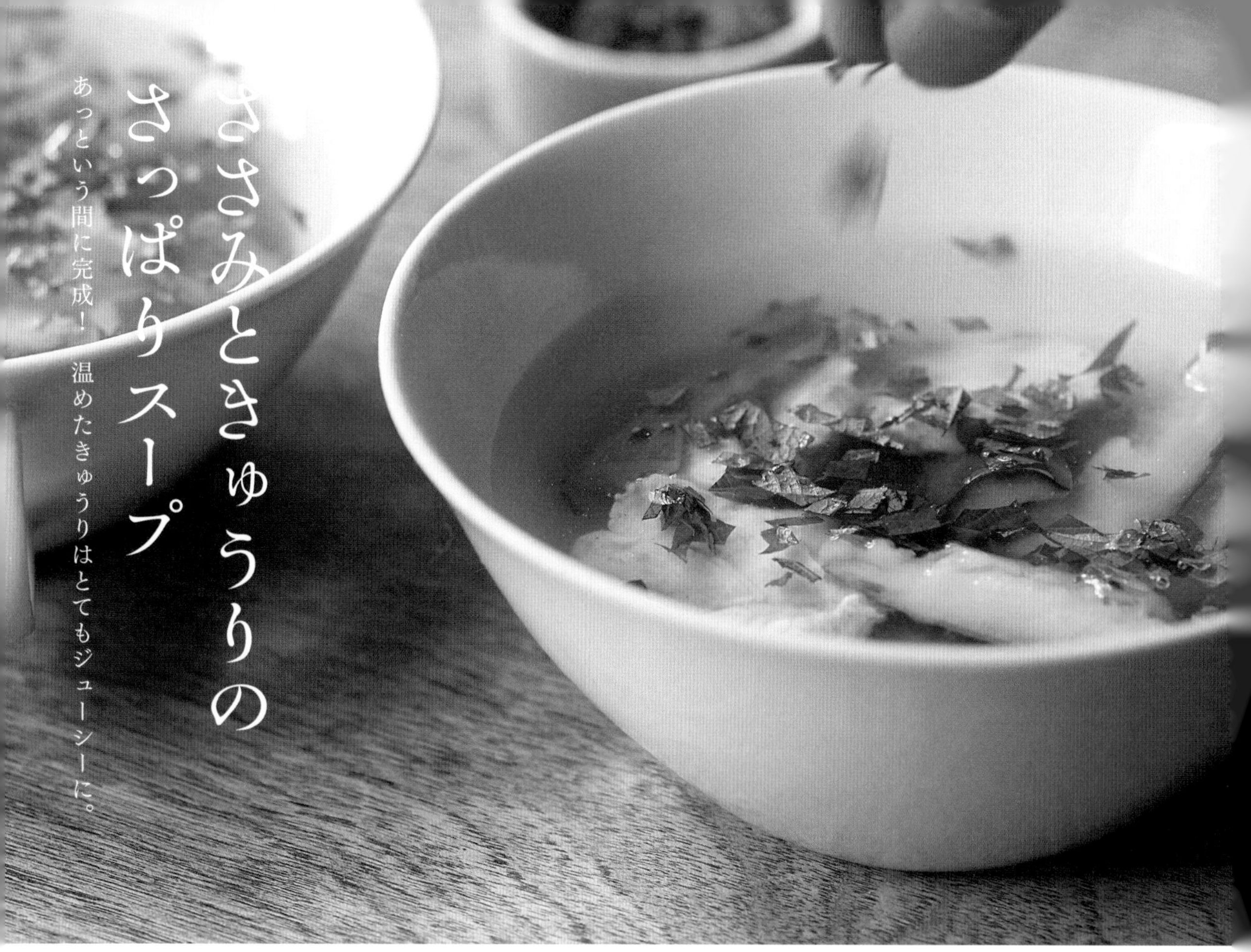

ささみときゅうりのさっぱりスープ

あっという間に完成！温めたきゅうりはとてもジューシーに。

塩

酢

[材料と下準備] 2～3人分

鶏ささみ…2本（120g） 
▶筋を取って厚さ8mmのそぎ切りにし、塩・こしょう各少々をふって片栗粉小さじ1、酒小さじ1/2をもみ込む

きゅうり…1本 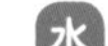
▶めん棒でたたいてひびを入れ、食べやすい大きさに裂く

しょうが…1かけ
▶せん切りにする

青じそ…3～4枚
▶粗みじん切りにする

A 水…500mℓ
　塩…小さじ1/3

酢…小さじ1/2

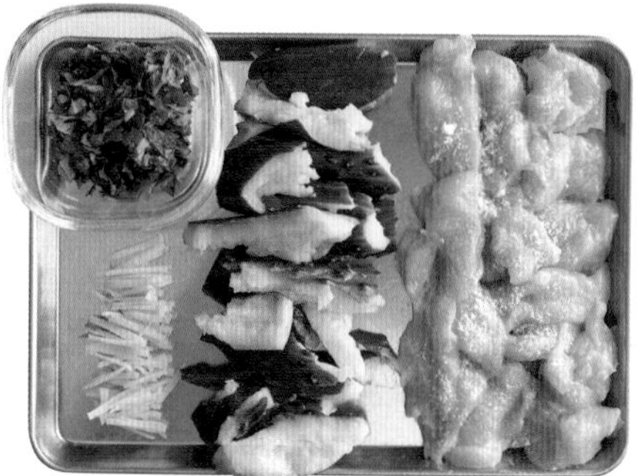

1 鍋にAを入れて中火で煮立て、ささみ、きゅうり、しょうがを加えて2分ほど煮る。火を止め、酢を加えて混ぜる。

2 器に盛り、青じそを散らす。

 きゅうりは利尿作用があるのでむくみ予防に。湿気の多い梅雨～夏に食べるのがおすすめです。

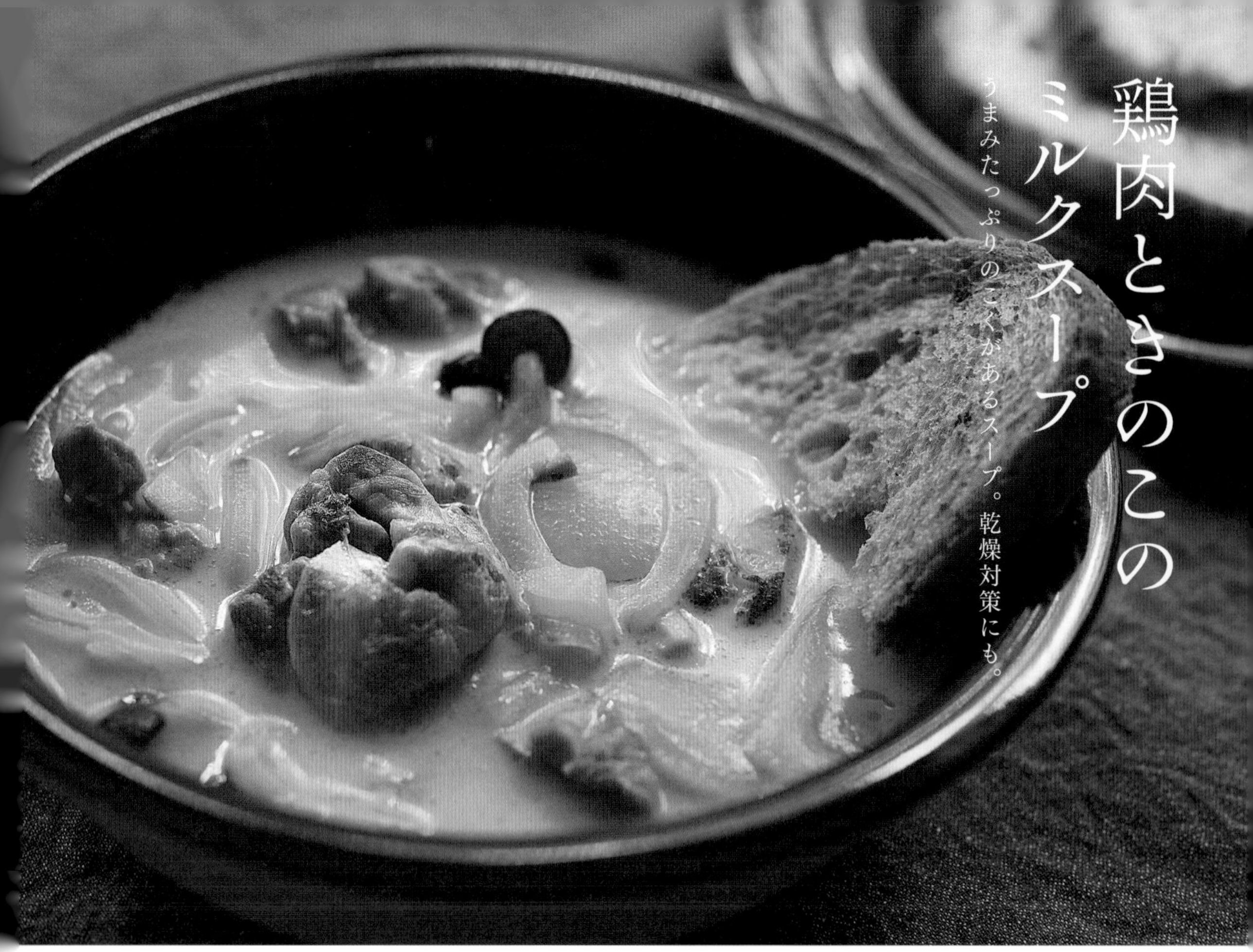

鶏肉ときのこのミルクスープ

うまみたっぷりのこくがあるスープ。乾燥対策にも。

塩

［材料と下準備］ 2〜3人分

鶏もも肉 … 1/2枚（150g）
▶大きめのひと口大に切る

しめじ … 1/3パック（50g） 腸 血
▶石づきを取ってほぐす

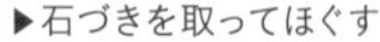

玉ねぎ … 1/4個
▶薄切りにする

オリーブオイル … 小さじ1
水 … 300mℓ
牛乳 … 100mℓ 潤 腸
塩 … 小さじ1/3

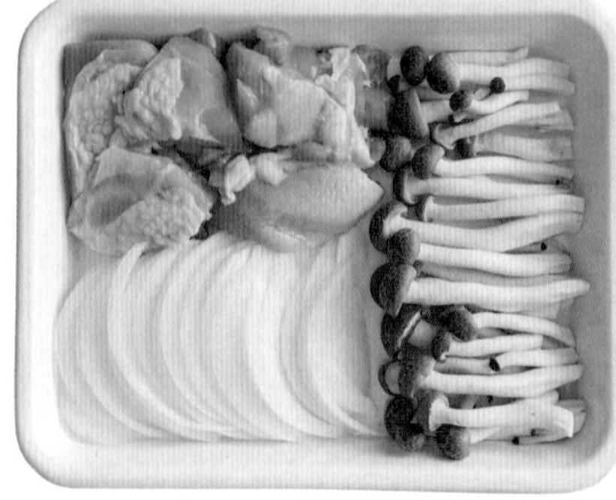

1 鍋にオリーブオイルを中火で熱し、しめじと玉ねぎを炒める。玉ねぎがしんなりとしたら端に寄せ、あいたところに鶏肉の皮目を下にして並べ、焼く。

2 鶏肉に焼き色がついたら裏返し、水を加え、煮立ったら弱めの中火にして3分ほど煮る。牛乳を加え、1分ほど煮て塩を加える。

牛乳には乾燥から体を守る働きがあります。牛乳の代わりに豆乳でも作れますが、煮立たせないように温めてください。

鶏スペアリブの白湯(パイタン)風スープ

骨つき肉からはたっぷりのうまみとコラーゲンが出ます。

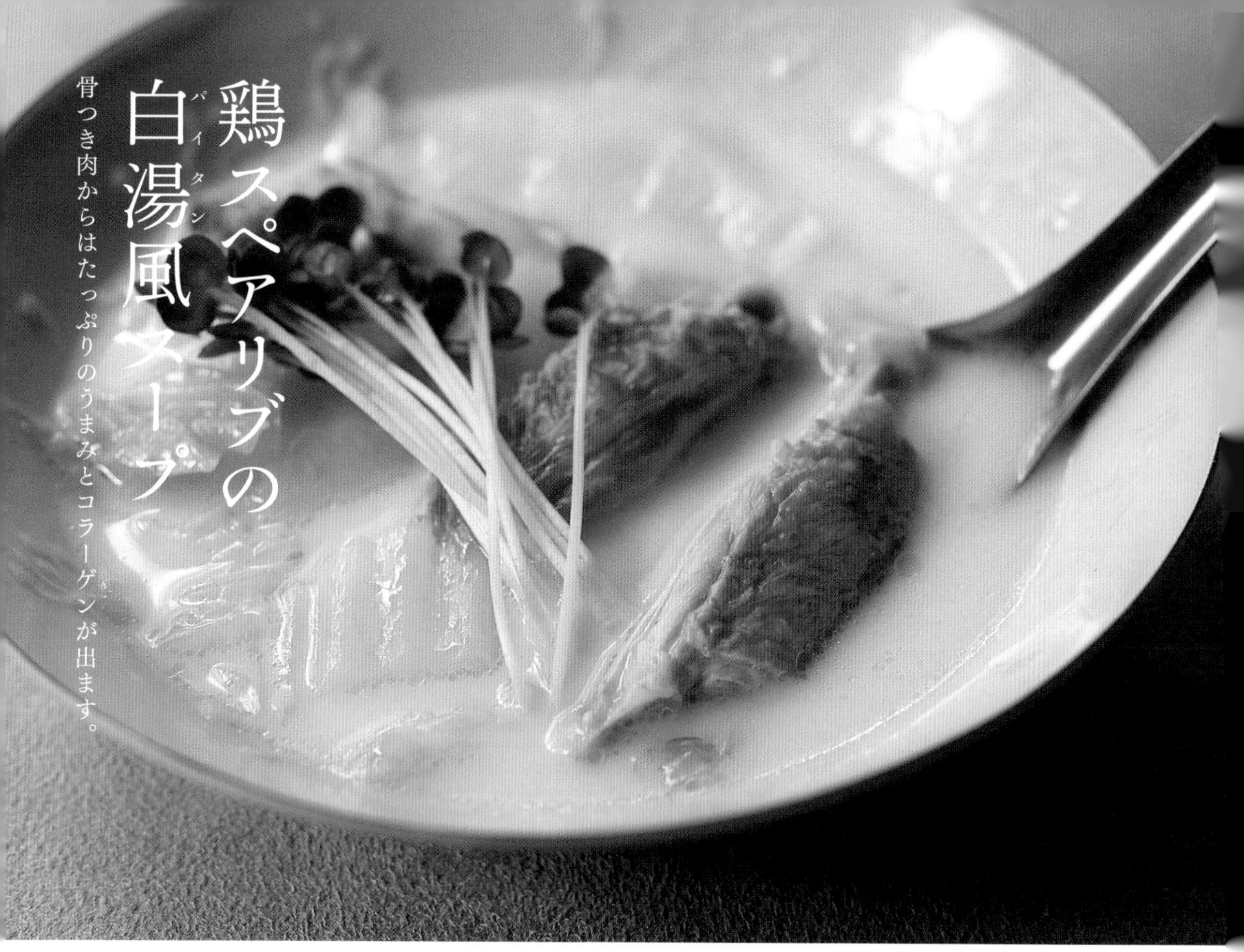

塩

［材料と下準備］ 2〜3人分

鶏スペアリブ … 8本 カ
▶骨に沿って切り込みを入れる

白菜 … 葉2〜3枚 水
▶軸と葉に切り分け、軸は幅2cmのそぎ切り、葉はざく切りにする

貝割れ大根 … 適量
▶根元を切り落とす

A 水 … 500mℓ
しょうが（すりおろし）… 小さじ1
にんにく（すりおろし）… 少々
鶏がらスープの素（顆粒）… 小さじ1/2
塩 … 小さじ1/2

ごま油 … 大さじ1/2

牛乳 … 100mℓ

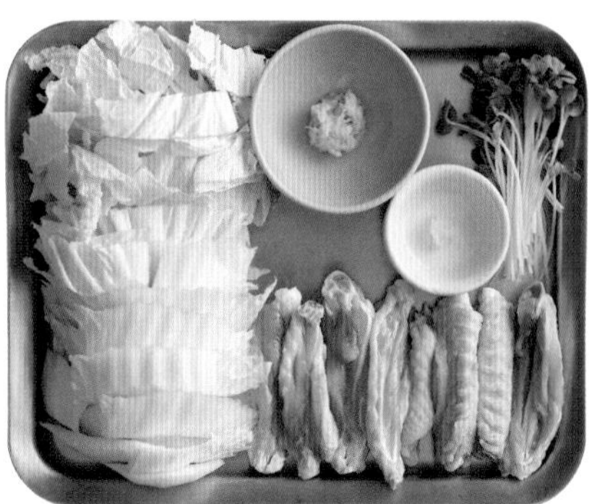

1 鍋にごま油を中火で熱し、スペアリブの皮目を下にして入れて焼く。焼き色がついたらAを加える。

2 煮立ったら白菜を加え、再び煮立ったらふたをし、弱火にして10分ほど煮る。牛乳を加え、ふたをせずに温める。

3 器に盛り、貝割れ大根をのせる。

スペアリブは切り込みを入れることでうまみが出やすくなります。鶏もも肉でもOK。
キャベツやもやしなど、やわらかくて水分の多い野菜を加えてもおいしいです。

豚バラと春菊のゆず塩みぞれスープ

春菊とゆずの豊かな香りに、癒されながらも食欲増進。たっぷり加えた大根には、胃もたれを和らげる効果もあります。

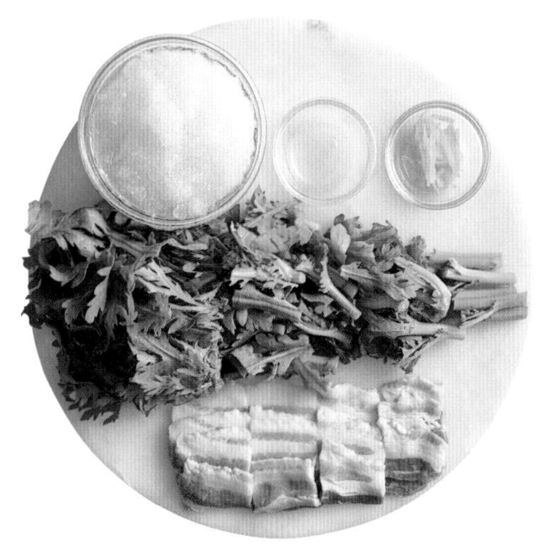

［材料と下準備］ 2～3人分

豚バラ薄切り肉 … 70g 潤
▶長さ4㎝に切る

春菊 … 1/3束 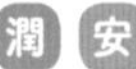
▶長さ4㎝に切る

大根 … 200g 安
▶すりおろす（汁けはきらない）

ゆず果汁 … 小さじ1

ゆずの皮 … 1/2個分 安
▶せん切りにする

A 水 … 500㎖
酒 … 大さじ1
塩 … 小さじ2/3
鶏がらスープの素（顆粒）… 小さじ1/2

1 鍋にAを入れて中火で煮立て、豚肉を加える。色が変わったら春菊を加え、弱めの中火にして3分ほど煮る。

2 大根おろしを加えて煮立て、火を止めてゆず果汁を加える。

3 器に盛り、ゆずの皮を散らす。

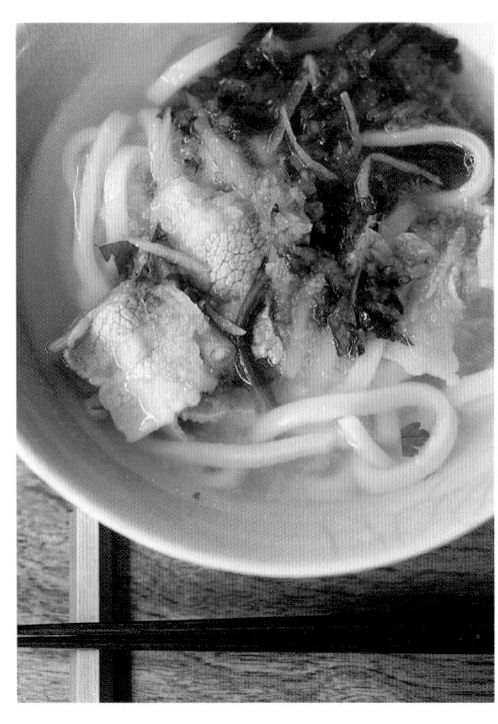

アレンジ **みぞれうどん**

スープの1/2量ほどに塩ふたつまみを加え、パッケージの表示どおりに解凍した冷凍うどん1玉を加えて1分ほど煮る。

春菊やゆずなど、香りの強いものは体をリラックスさせる効果があります。
ゆずはレモンやかぼすなど、好みの柑橘類で代用してもOK。

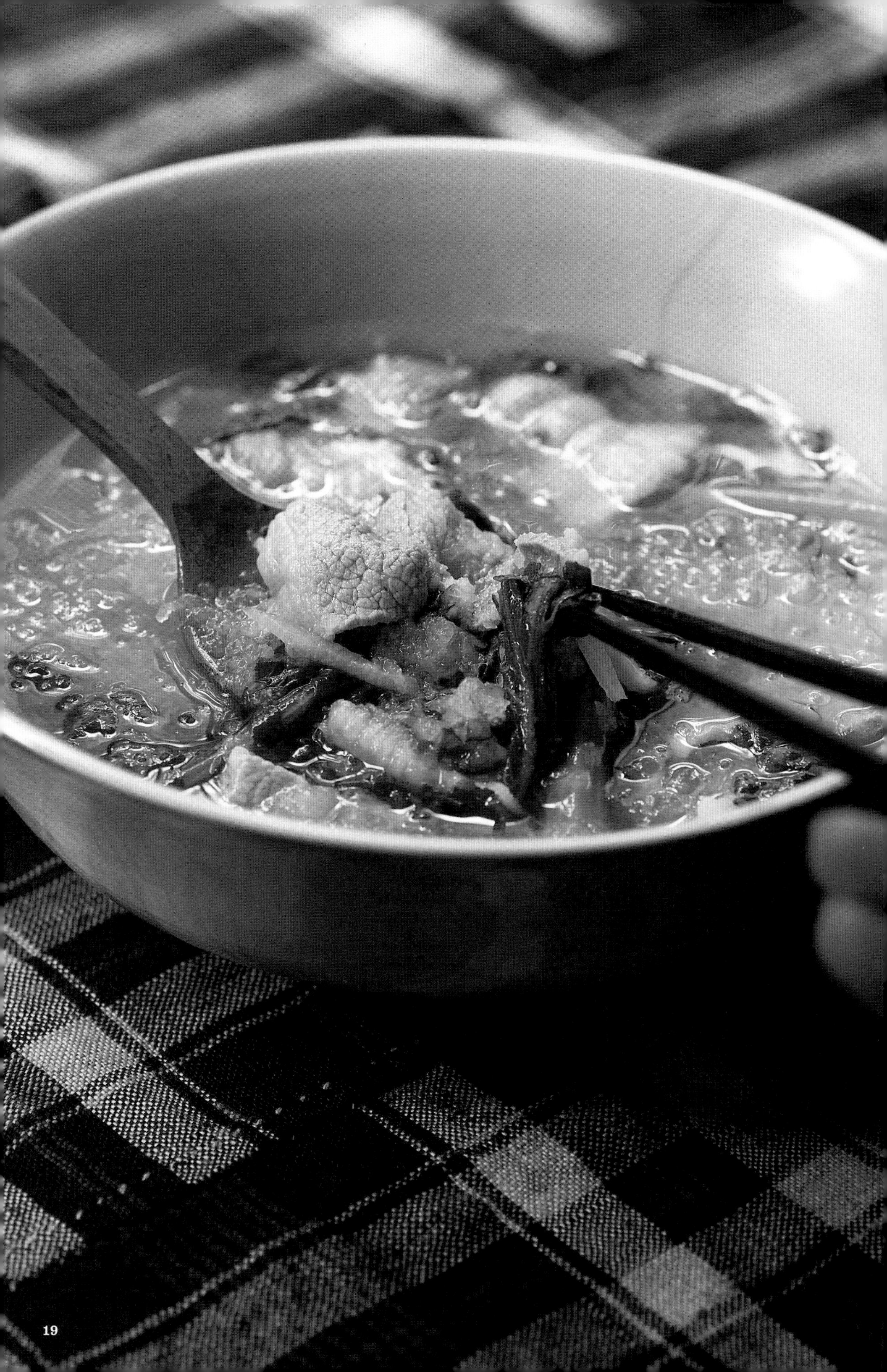

豚バラとレタスの塩レモンスープ

さっと作れるので暑い日にぴったり。便秘の解消にも。

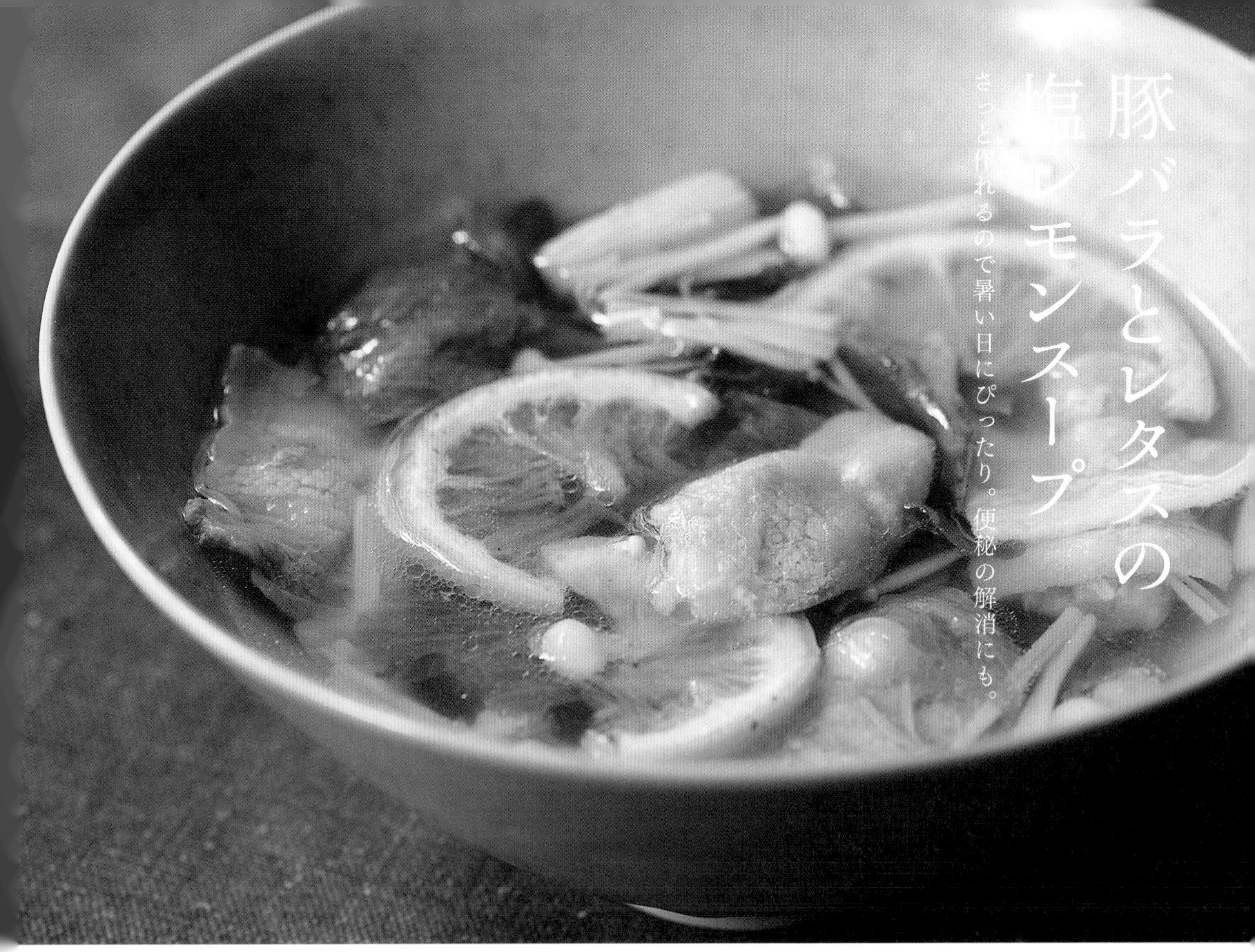

[材料と下準備] 2～3人分

豚バラ薄切り肉 … 60g
▶長さ4㎝に切る

えのきたけ … 1/3袋 (70g) 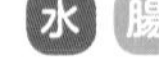
▶根元を切って長さを3等分に切る

レタス … 葉大2枚 冷 腸
▶食べやすい大きさにちぎる

レモン… 1/2個 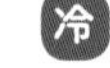
▶薄い半月切りにする

A 水 … 500㎖
　鶏がらスープの素 (顆粒) … 小さじ1/2
　塩 … 小さじ1/2

ごま油 … 小さじ1/2+小さじ1

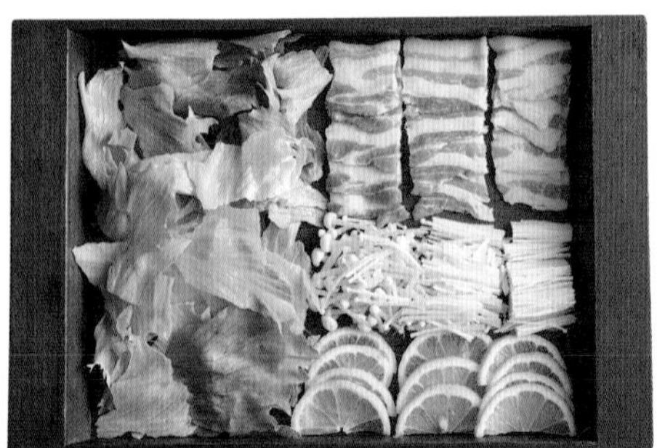

1 鍋にごま油小さじ1/2を中火で熱し、豚肉とえのきたけを炒める。

2 豚肉の色が変わったらAを加え、煮立ったらレタスを加えてさっと煮る。ごま油小さじ1を回し入れ、レモンを加えてさっと煮る。

レタスはさっと煮る程度にして食感を残しましょう。レタスの代わりに豆苗や水菜などでも。
レモンは煮すぎると皮から苦みが出るので仕上げに加えます。

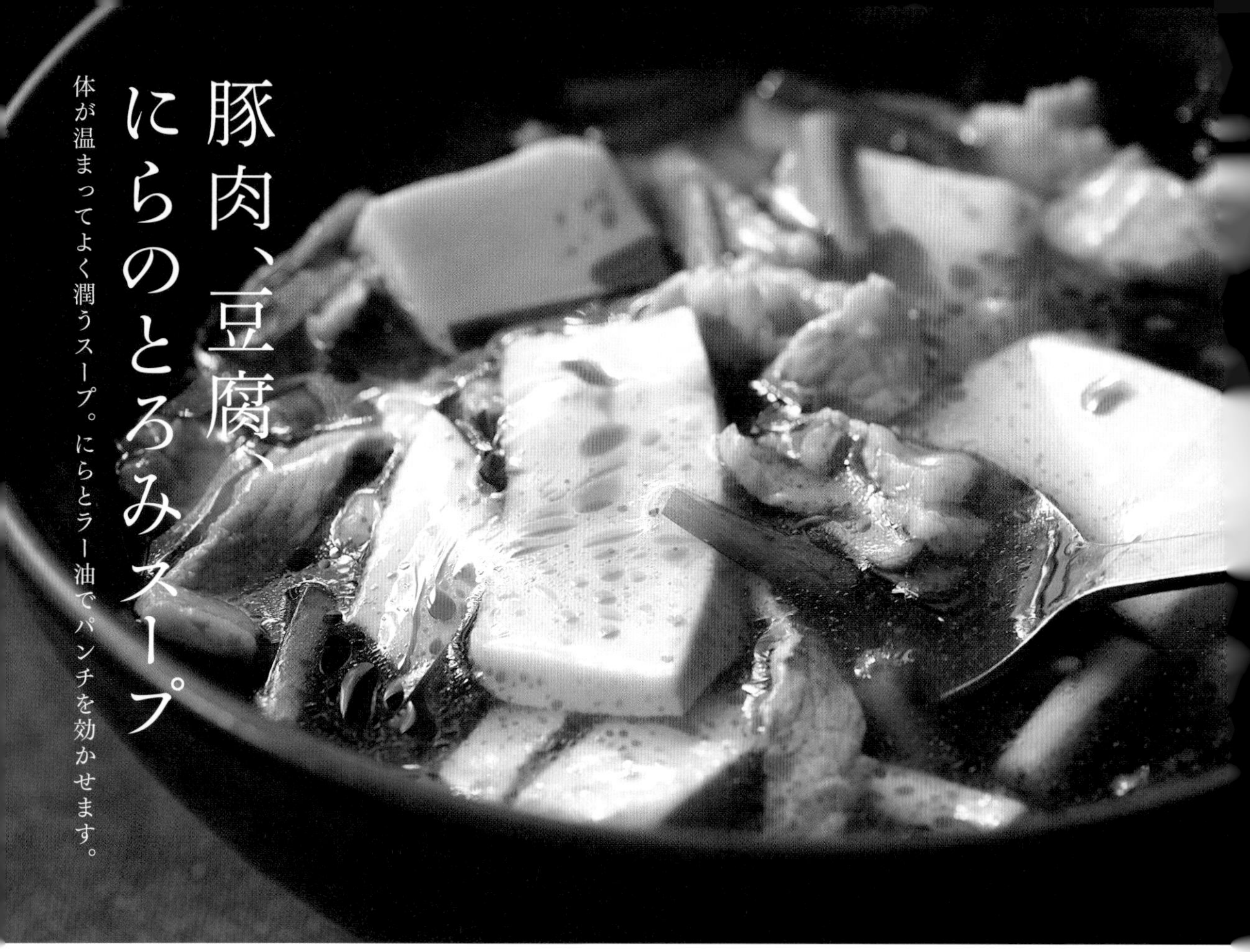

豚肉、豆腐、にらのとろみスープ

体が温まってよく潤うスープ。にらとラー油でパンチを効かせます。

塩

酒

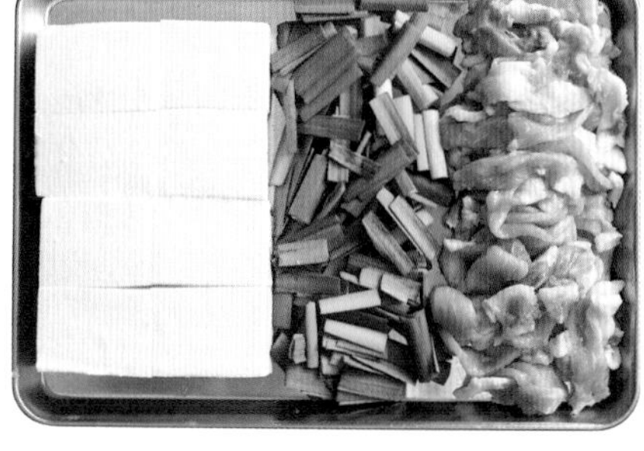

［材料と下準備］ 2〜3人分

豚ロース薄切り肉 … 80g 潤
▶幅1cmに切る

絹ごし豆腐 … 1/2丁（200g） 潤 
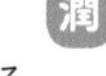
▶厚みを半分にしてから4等分に切る

にら … 3本 温 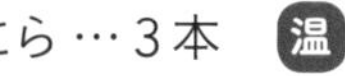
▶長さ2cmに切る

A 水 … 400mℓ
酒 … 大さじ1
鶏がらスープの素（顆粒）… 小さじ1/2
塩 … 小さじ1/3

B 片栗粉 … 大さじ1
水 … 大さじ1
▶溶き混ぜる

ラー油 … 適量

1 鍋にAを入れて中火で煮立て、豚肉を加える。色が変わったら火を止めてBを加え、再び中火で熱し、混ぜながら30秒〜1分煮立てて、とろみをつける。

2 豆腐とにらを加え、1分ほど煮る。

3 器に盛り、ラー油をかける。

よりパワーアップを目指したいときは、とろみをつけたあと溶き卵を加えても。
豚薄切り肉は牛薄切り肉、にらは細ねぎでも代用可能です。

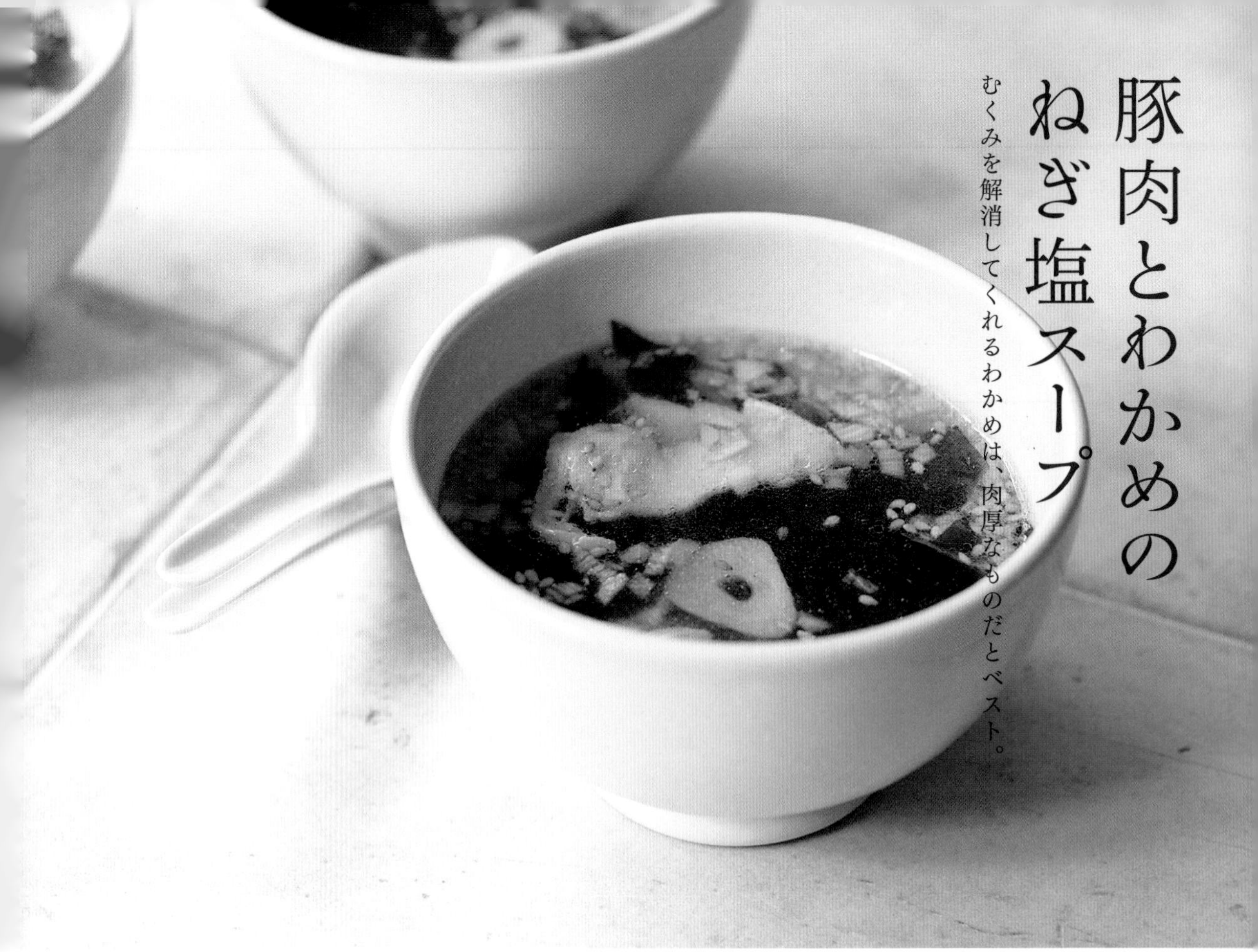

豚肉とわかめのねぎ塩スープ

むくみを解消してくれるわかめは、肉厚なものだとベスト。

塩
こしょう

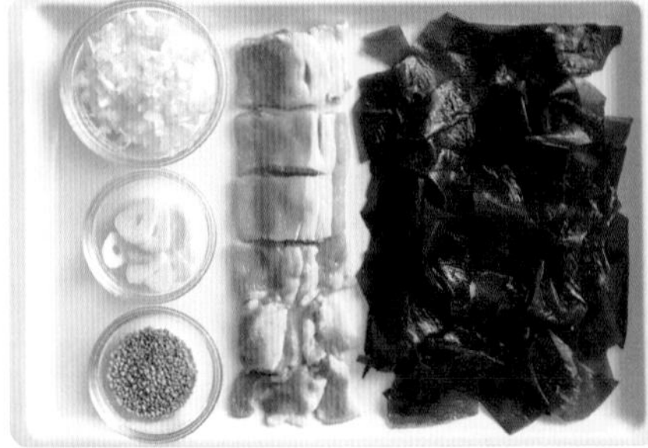

［材料と下準備］ 2〜3人分

豚ロース薄切り肉 … 60g
▶長さ3㎝に切る

にんにく … 1かけ
▶薄切りにする

わかめ（塩蔵）… 20g 
▶さっと洗って塩を落とし、たっぷりの水に10分ほどつけて戻し、水けを絞ってひと口大に切る

長ねぎ … 10㎝
▶みじん切りにする

いりごま（白）… 適量

A 水 … 500㎖
塩 … 小さじ1/2
鶏がらスープの素（顆粒）… 小さじ1/4

ごま油 … 小さじ1+小さじ1/2

こしょう … 適量

1 鍋にごま油小さじ1とにんにくを入れて弱火で熱し、香りが立ったら豚肉を加えて中火で炒める。豚肉の色が変わったら、わかめと長ねぎを加えてさっと炒め合わせる。

2 Aを加えて煮立て、こしょうで味を調え、ごまとごま油小さじ1/2を加える。

乾燥わかめを使う場合は3〜4gが目安。豚肉の代わりにあさりで作ってもおいしいです。その場合は鶏がらスープの素は加えず、味をみてから塩で調節してください。

牛肉と大根のわさびスープ

牛肉のうまみがやさしく広がる中でわさびがアクセントに。

［材料と下準備］ 2〜3人分

牛切り落とし肉 … 80g 

▶大きい場合は食べやすい大きさに切る

大根 … 180g 安 消

▶厚さ1cmのいちょう切りにする

大根の葉 … 適量

▶長さ1cmに切る

A だし汁 … 500mℓ
 酒 … 大さじ2
 塩 … 小さじ1/2
 しょうゆ … 小さじ1/4

練りわさび … 適量

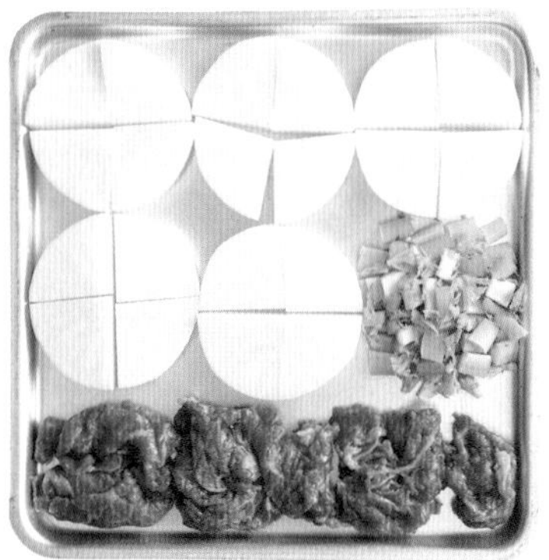

1 鍋にAを入れて中火で煮立て、牛肉と大根を加える。再び煮立ったらふたをし、弱火にして20分ほど煮る。大根がやわらかくなったら大根の葉を加え、ひと煮立ちさせる。

2 器に盛り、わさびを添える。

 大根は七草粥にも使われるように、消化する力が弱まっているときにおすすめの食材です。

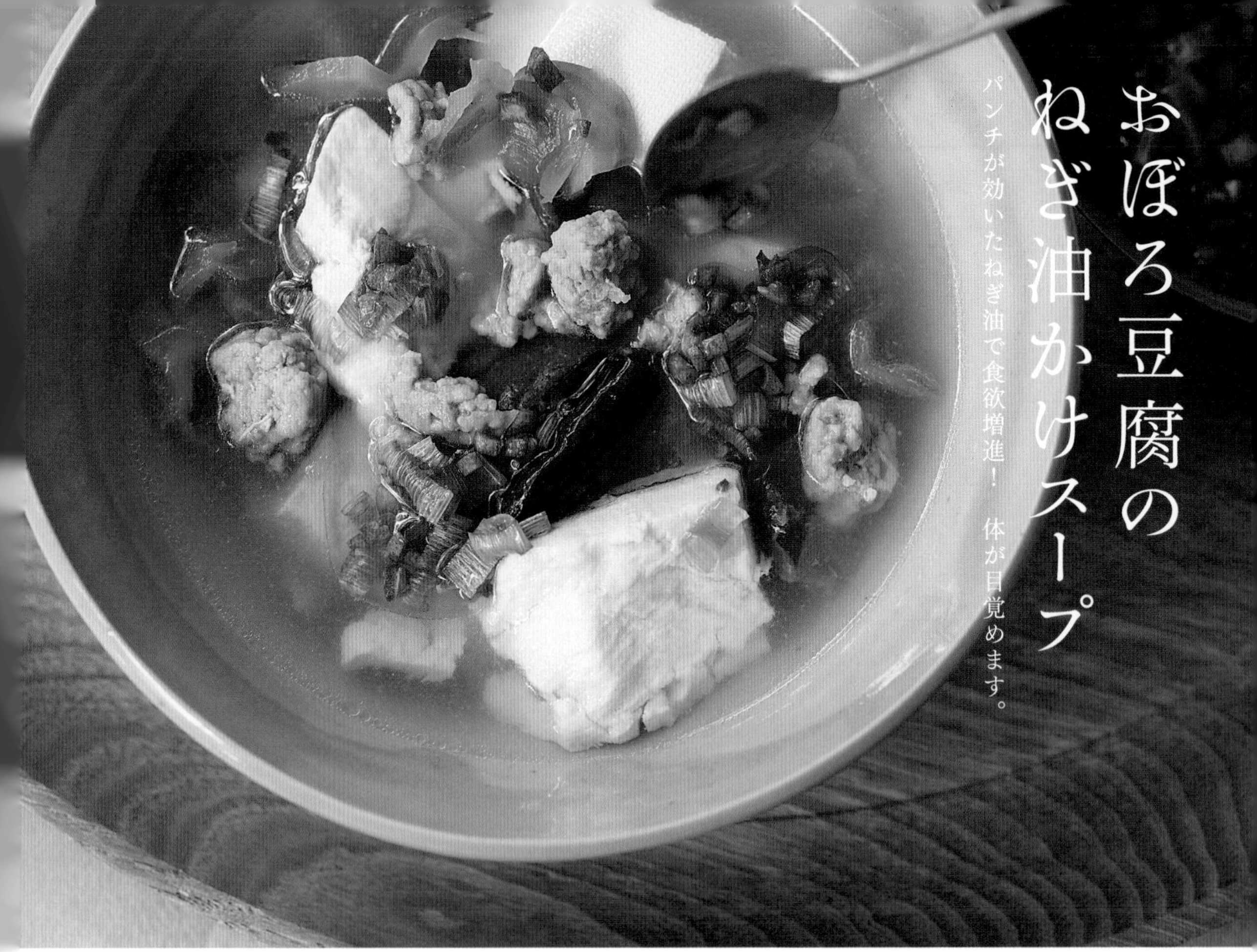

おぼろ豆腐のねぎ油かけスープ

パンチが効いたねぎ油で食欲増進！　体が目覚めます。

塩

こしょう

[材料と下準備] 2〜3人分

豚ひき肉 … 50g

味つきザーサイ … 40g

▶粗く刻む

木綿豆腐 … 1/2丁（200g） 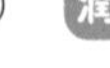

▶大きくちぎる

A 水 … 500mℓ

塩 … 小さじ1/3

《ねぎ油》

長ねぎ … 8cm 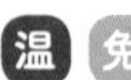

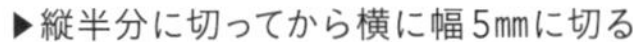

▶縦半分に切ってから横に幅5㎜に切る

にんにく（みじん切り）… 1かけ分 

赤唐辛子 … 1/2本 

ごま油 … 大さじ2

こしょう … 適量

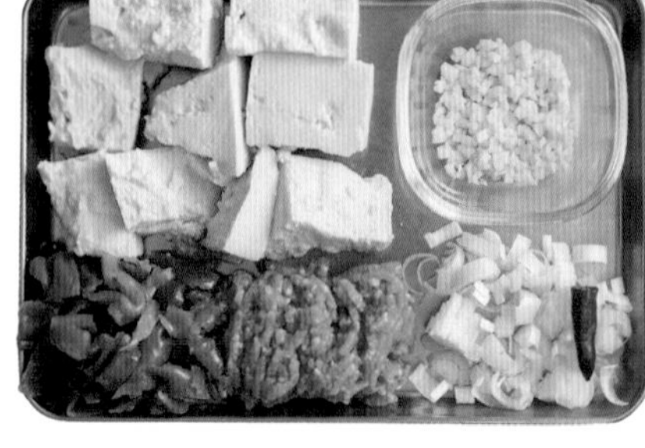

1. 鍋を中火で熱し、ひき肉とザーサイを炒める。ひき肉の色が変わったらAと豆腐を加えてひと煮立ちさせ、こしょうで味を調える。
2. 小鍋にねぎ油の材料を入れて弱火で熱し、長ねぎが色づいてきたら火を止める。
3. 器に1のスープを盛り、2のねぎ油をかける。

ねぎ油は弱火でじっくり加熱してうまみを出します。赤唐辛子は抜いてもOK。
絹ごし豆腐で作る場合は崩れやすいので、スプーンで大きくすくって加えてください。

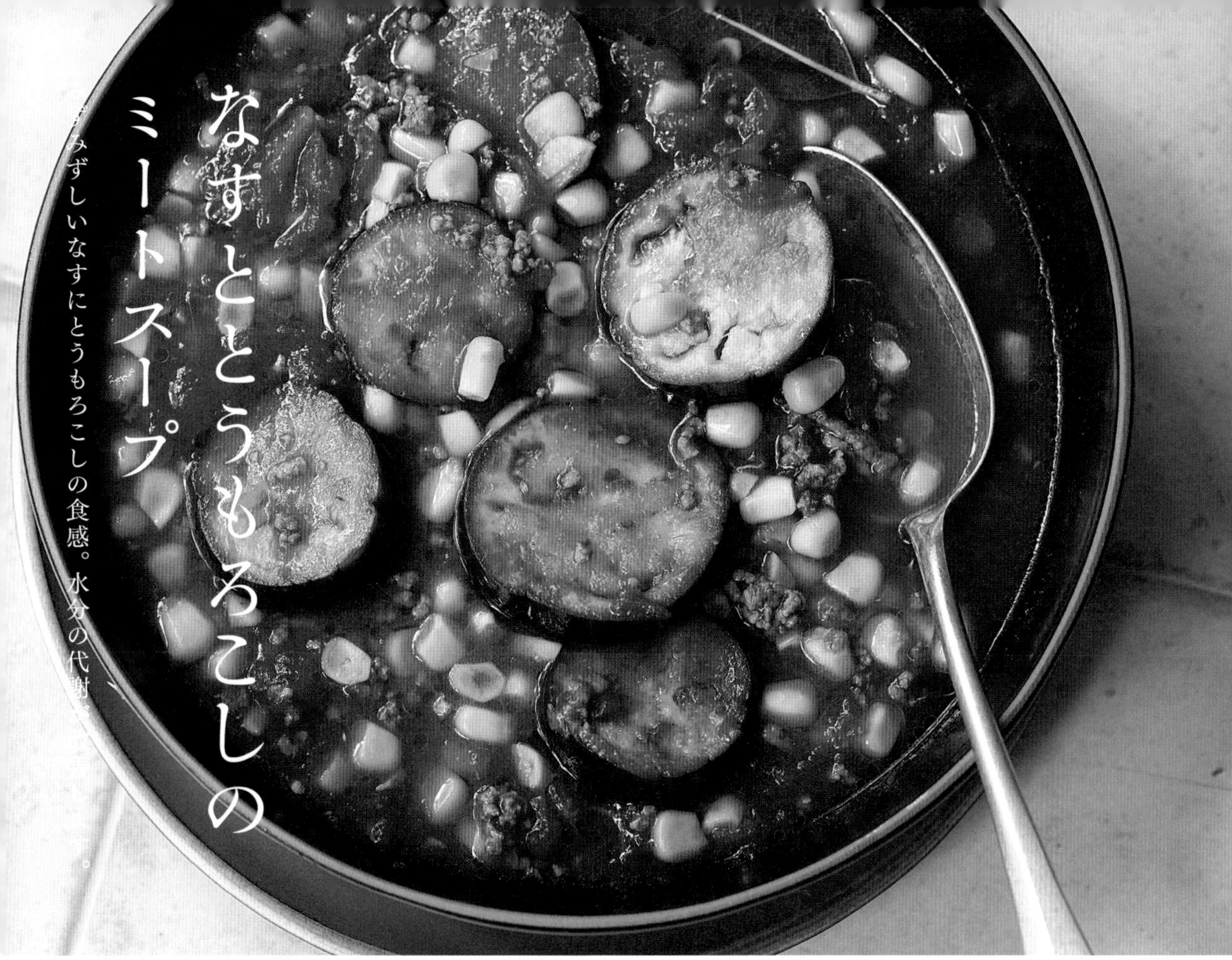

なすととうもろこしのミートスープ

みずみずしいなすにとうもろこしの食感。水分の代謝[illegible]。

［材料と下準備］ 2〜3人分

合いびき肉 … 100g
にんにく … 1かけ
▶みじん切りにする
なす … 2本 水 消 流
▶厚さ1.5㎝の輪切りにする
とうもろこし … 1本 水 消
▶長さを3等分に切り、包丁で実をそぎ取る（芯は取っておく）
A 水 … 300㎖
ホールトマト缶 … 1/2缶（200g）
▶フォークで実をつぶす
ローリエ … 1枚
塩 … 小さじ1/2
砂糖 … ひとつまみ
オリーブオイル … 大さじ1
赤ワイン … 大さじ2
粗びき黒こしょう … 適量

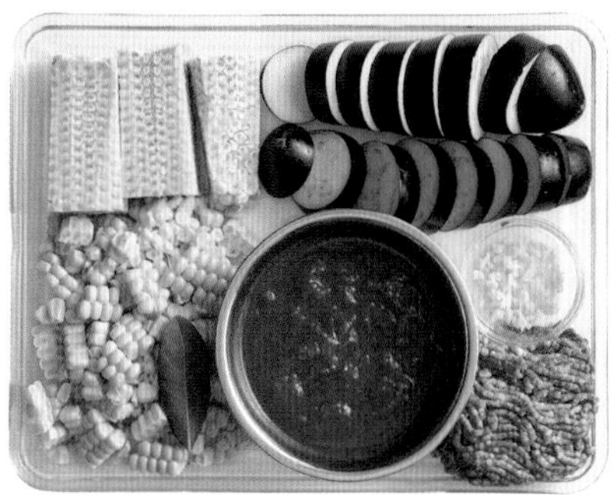

1 鍋にオリーブオイルとにんにくを入れて弱火で熱し、香りが立ってきたらひき肉を加え、中火で炒める。ひき肉の色が8割方変わったら赤ワインをふって煮立て、なす、とうもろこしの実と芯、Aを加える。

2 煮立ったらふたをし、弱火にして10分ほど煮る。粗びき黒こしょうで味を調える。

なすとうもろこしは水分代謝を促進するので、湿気の多い季節やむくみがちなときにおすすめ。
赤ワインを使うと深みが増しますが、なければ酒でも構いません。

ベーコンとブロッコリーのチーズスープ

素材そのもののおいしさがにじみ出るスープ。
ベーコンとチーズのうまみが、
全体をしっかりまとめてくれます。
栄養満点のブロッコリーにはアンチエイジング効果も。

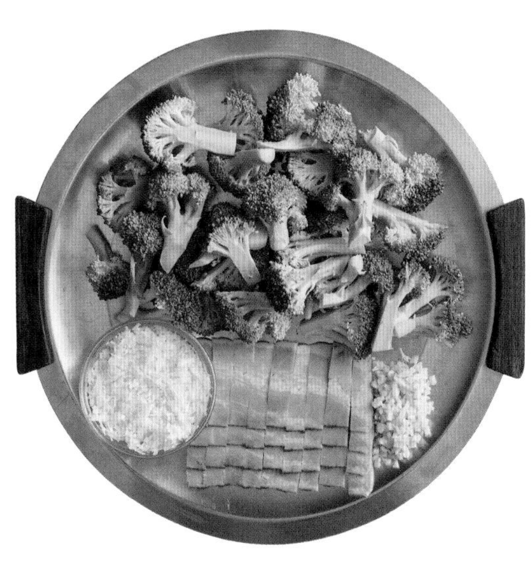

[材料と下準備] 2〜3人分

ベーコン…2枚
▶幅1cmに切る
にんにく…1かけ
▶みじん切りにする
ブロッコリー…1株(300g)  
▶小さめの小房に分ける
パルミジャーノレジャーノ…適量
▶すりおろす
A 水…500mℓ
　塩…小さじ1/2
オリーブオイル…大さじ1/2+適量
粗びき黒こしょう…適量

1 鍋にオリーブオイル大さじ1/2、ベーコン、にんにくを入れて弱火で熱し、ベーコンが縮んできたらAを加えて中火にする。

2 煮立ったらブロッコリーを加えてふたをし、弱火にして10分ほど煮る。ブロッコリーを木べらで粗く崩し、粗びき黒こしょうで味を調える。

3 器に盛り、オリーブオイル適量とパルミジャーノレジャーノをかける。

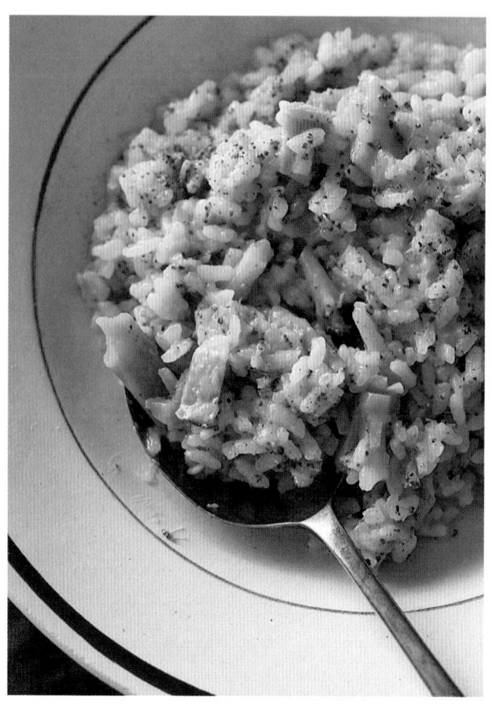

アレンジ　**リゾット**

スープの1/3量ほどに温かいご飯100gを加えて温める。すりおろしたパルミジャーノレジャーノ適量を加え、塩・粗びき黒こしょう各適量で味を調える。

パルミジャーノレジャーノがないときは粉チーズでも構いません。

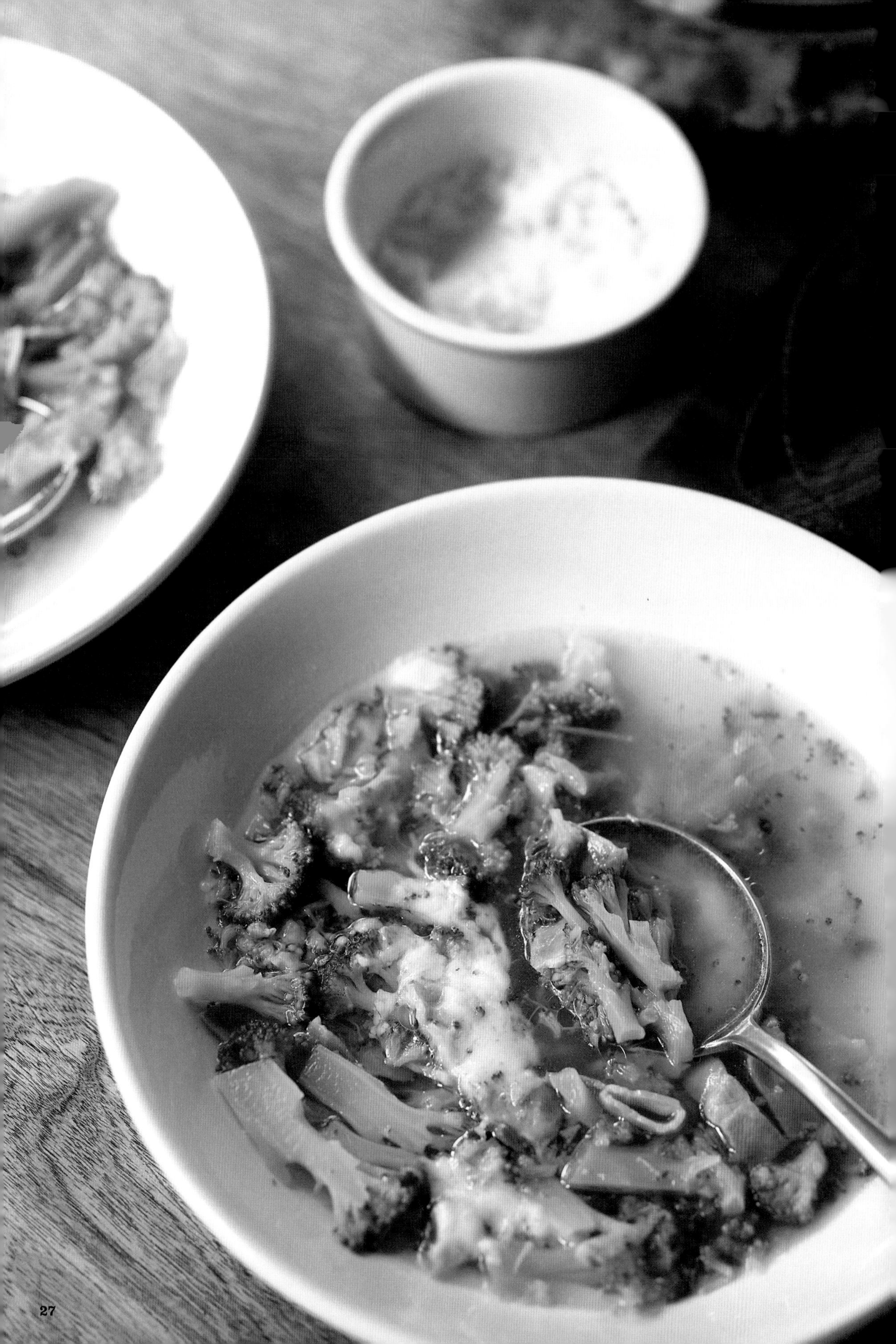

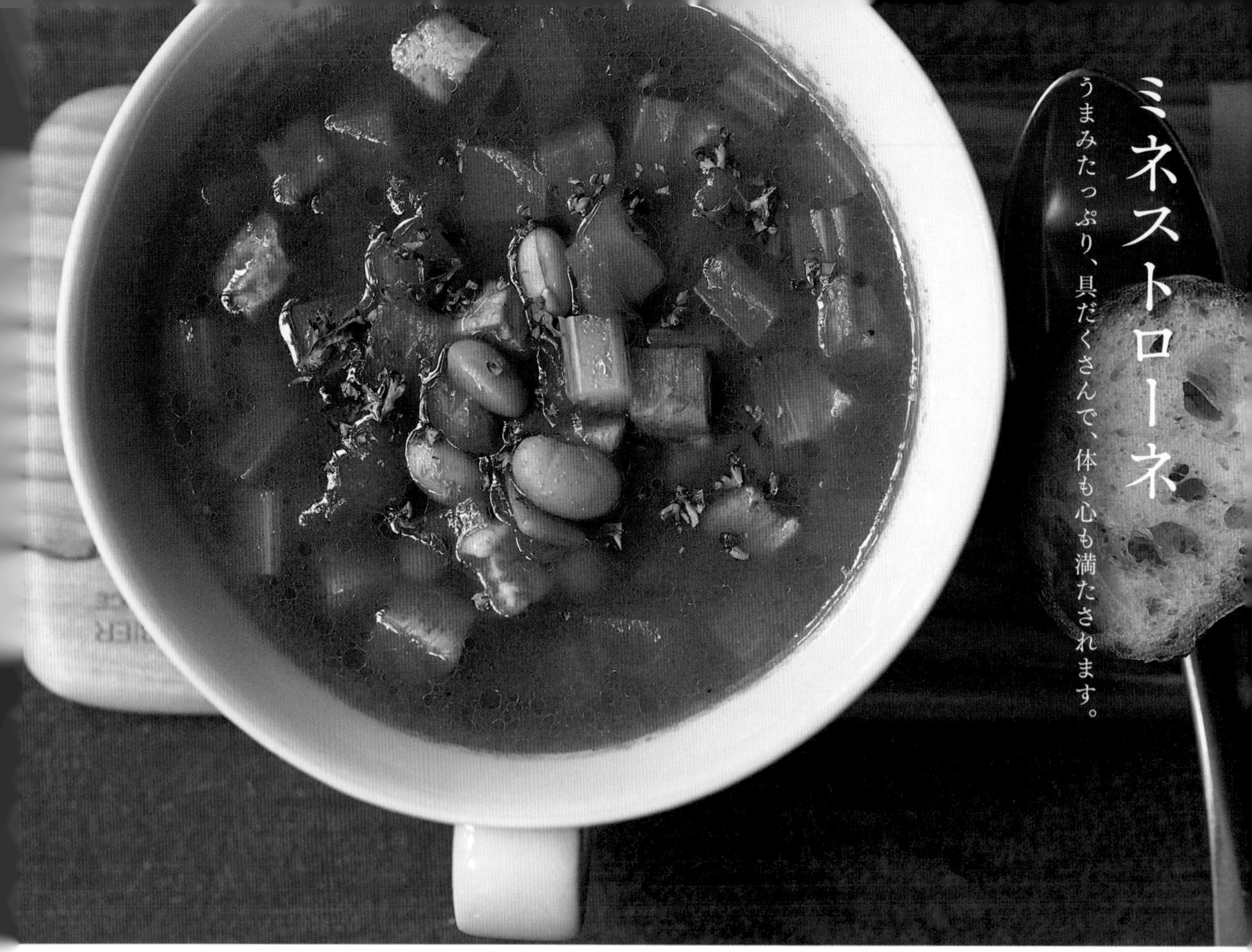

ミネストローネ

うまみたっぷり、具だくさんで、体も心も満たされます。

［材料と下準備］ 2～3人分

ベーコン（ブロック）… 70g
▶1cm角に切る

玉ねぎ … 1/4個 
▶1cm四方に切る

にんじん … 1/3本
▶1cm角に切る

セロリ … 1/2本 冷 安
▶1cm角に切る

大豆（ドライパック）… 50g

パセリ … 適量
▶みじん切りにする

A 水 … 300mℓ
　ホールトマト缶 … 1/2缶（200g） 冷 安
　▶フォークで実をつぶす
　塩 … 小さじ2/3

オリーブオイル … 大さじ1

粗びき黒こしょう … 適量

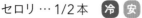

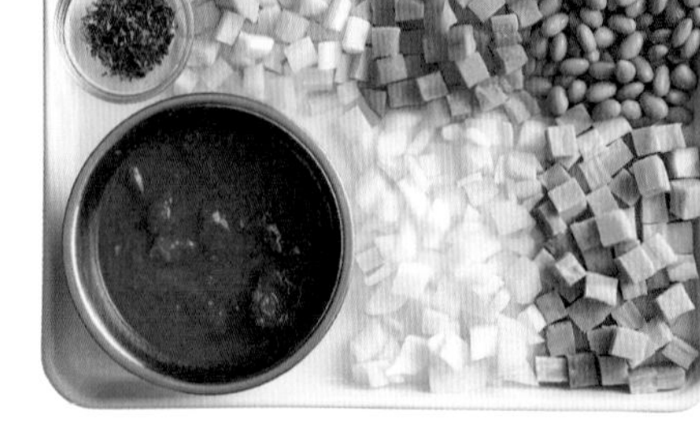

1 鍋にオリーブオイルを弱火で熱し、ベーコンをじっくり炒める。少し焼き色がついてきたら玉ねぎ、にんじん、セロリを加えて中火で炒め合わせる。玉ねぎがしんなりとしてきたらAと大豆を加える。

2 煮立ったらふたをし、弱火にして15分ほど煮る。

3 粗びき黒こしょうで味を調え、器に盛ってパセリを散らす。

香りの強い野菜、トマトやセロリなどの熱を冷ますものは、イライラを落ち着かせてくれます。
ボリュームを出したいときはショートパスタを追加しても。パッケージの表示時間に合わせて途中で加えてください。

ソーセージとカリフラワーのスープ

冬の白い野菜で消化機能がぐんと改善します。

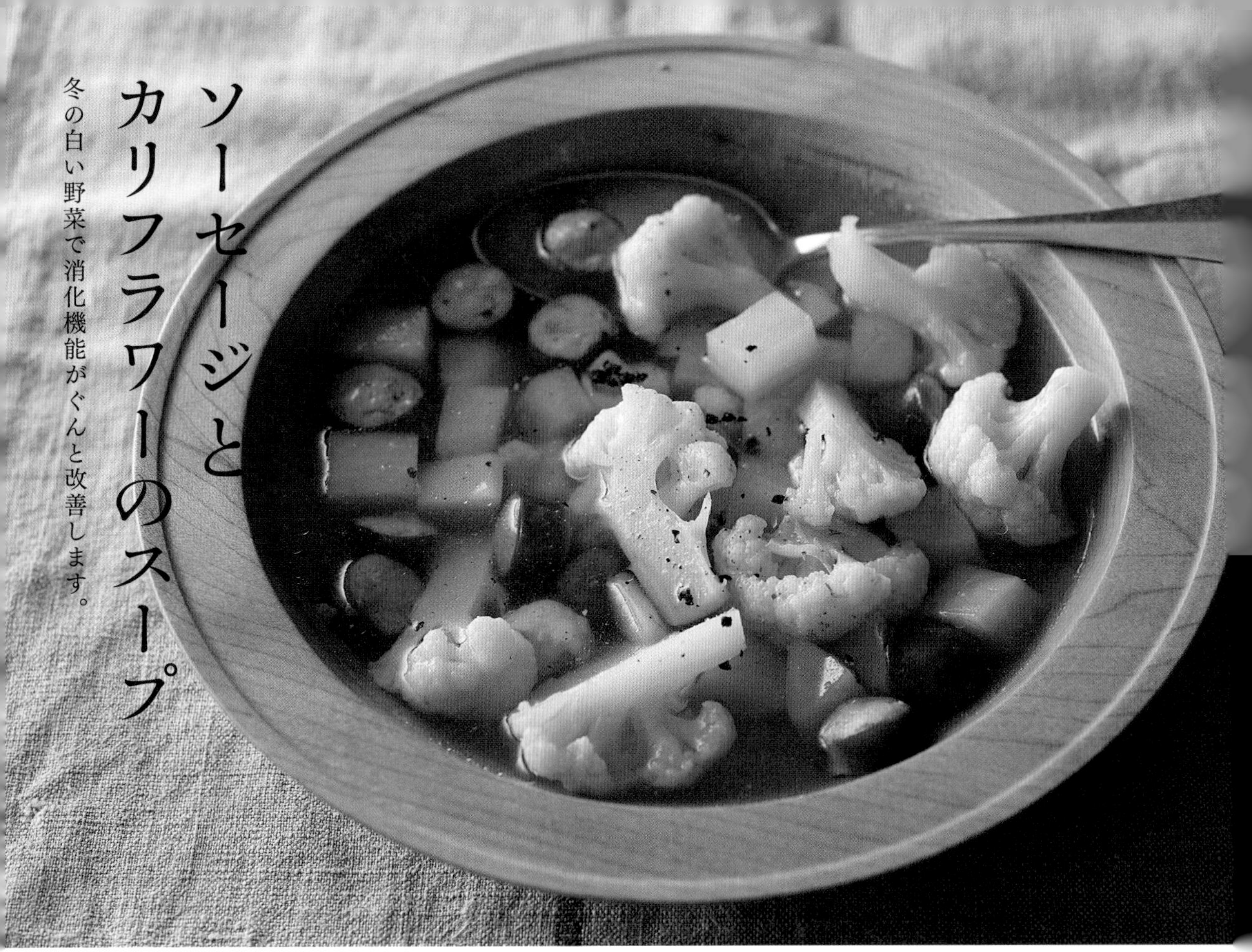

塩

こしょう

［材料と下準備］ 2〜3人分

ウインナソーセージ … 3本
▶幅1㎝に切る

カリフラワー … 1/2株（180g） 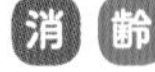

▶小房に分ける

かぶ … 1個 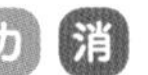

▶1.5㎝角に切る

A 水 … 500㎖
　洋風スープの素（顆粒）… 小さじ1/2
　塩 … 小さじ1/3

オリーブオイル … 小さじ1
粗びき黒こしょう … 適量

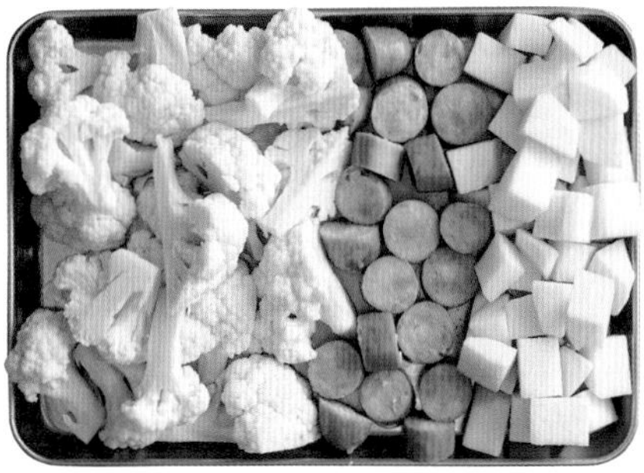

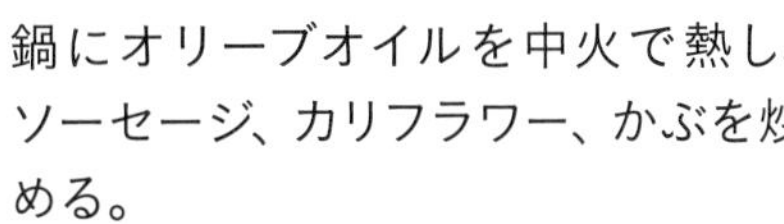

1 鍋にオリーブオイルを中火で熱し、ソーセージ、カリフラワー、かぶを炒める。

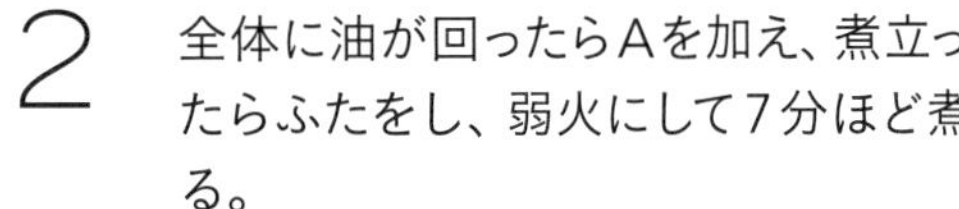

2 全体に油が回ったらAを加え、煮立ったらふたをし、弱火にして7分ほど煮る。

3 野菜がやわらかくなったら器に盛り、粗びき黒こしょうをふる。

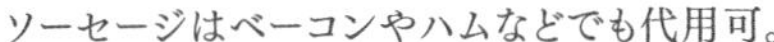

ソーセージはベーコンやハムなどでも代用可。
カリフラワーとかぶは消化を助けるので食欲が湧かず、力の出ないときにもおすすめの食材です。

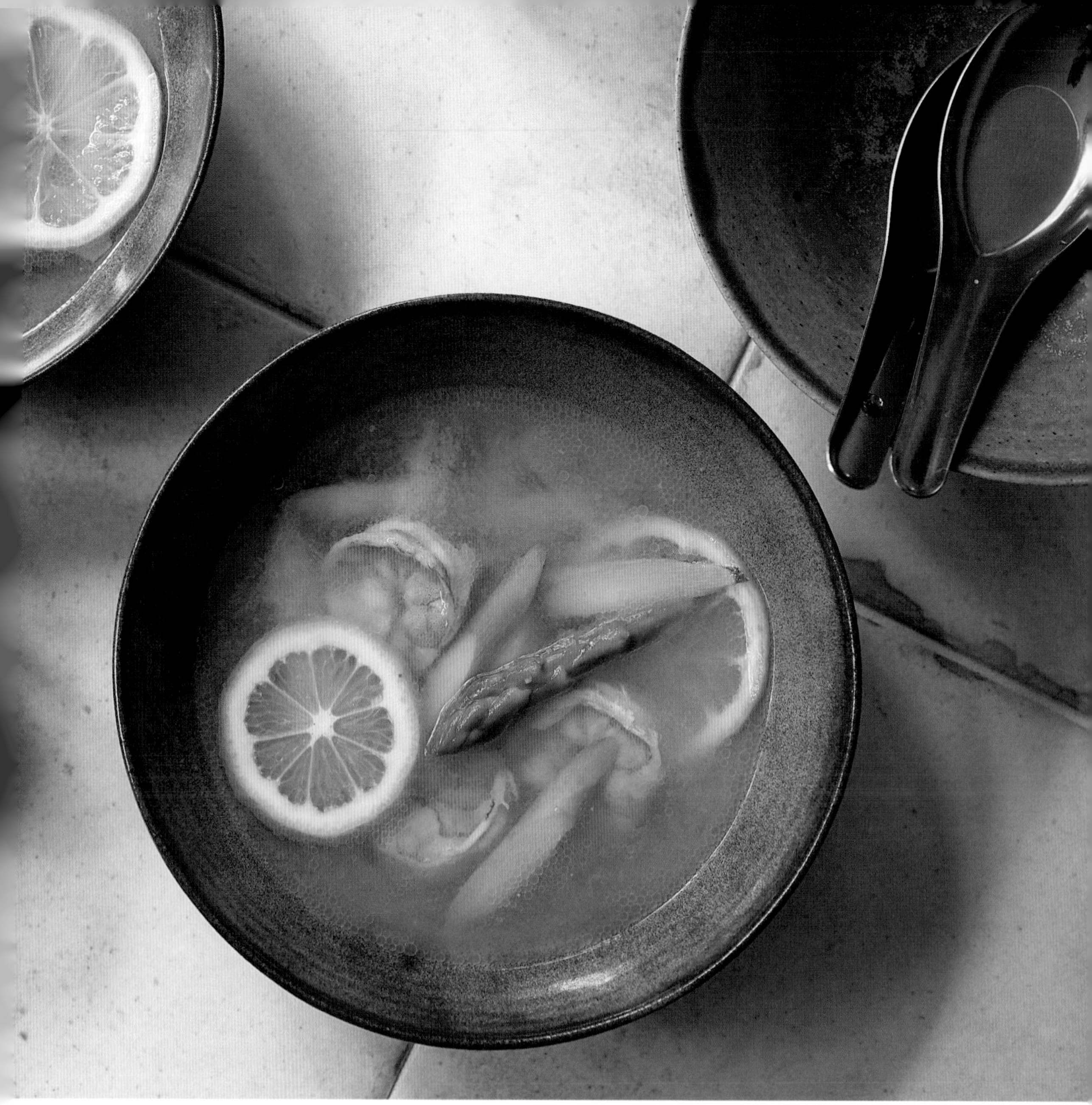

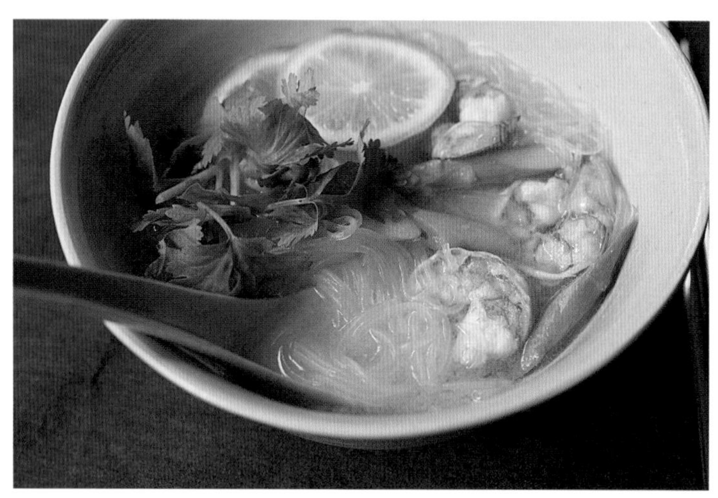

アレンジ

フォー風

スープの1/2量ほどに緑豆春雨30gを加え、春雨がやわらかくなるまで4〜5分煮る。器に盛り、好みで粗く刻んだ香菜適量をのせる。

短時間で仕上げることでえびがパサつかず、アスパラガスは色よく仕上がります。

えびとアスパラガスのレモンスープ

暑い季節にもさっぱり食べられるスープ。
えびが体の疲れに効きます。
レモンは長く煮ると苦みが出るので最後に加えましょう。

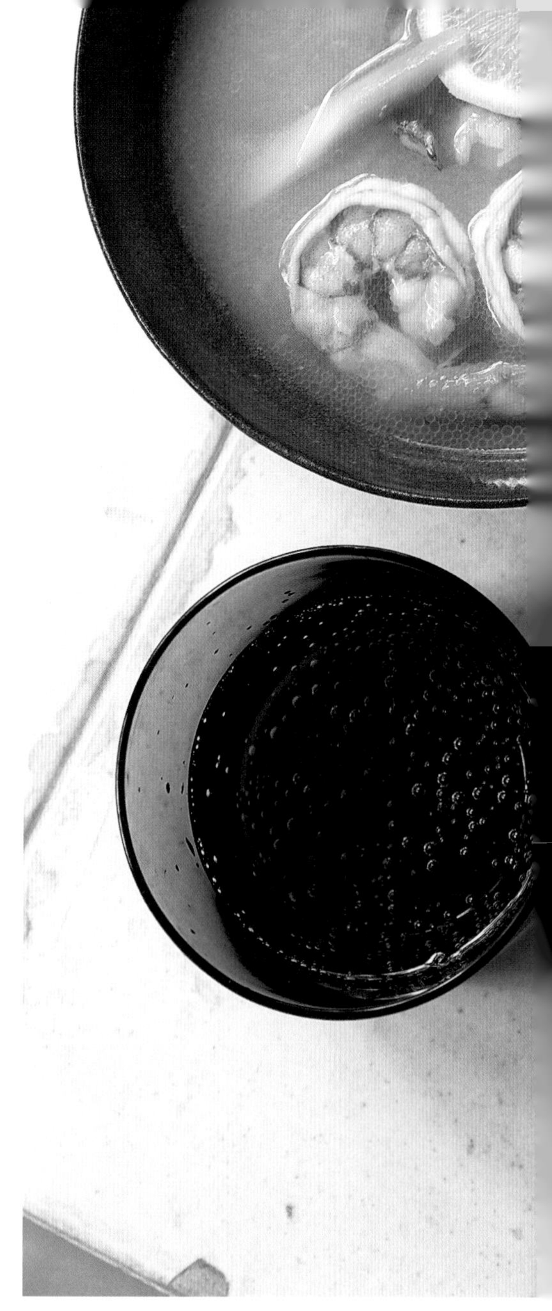

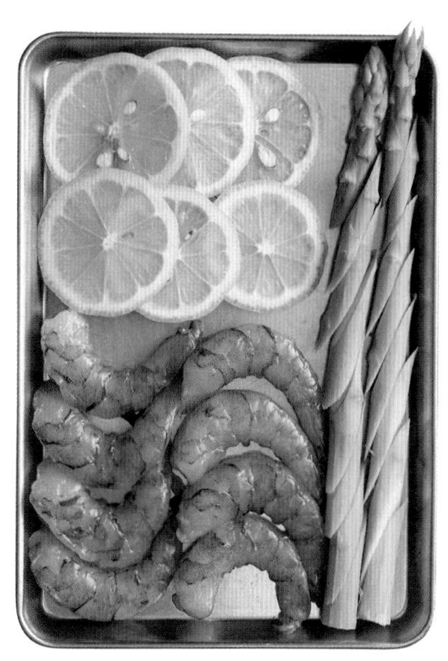

［材料と下準備］ 2〜3人分

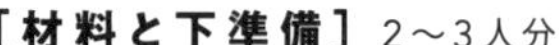

えび…8尾（120g） 力 齢

▶殻をむいて尾を取り、背に浅い切り込みを入れて背わたを取る

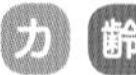

グリーンアスパラガス…2本 力 水

▶根元に近い部分の皮をむき、幅1cmの斜め切りにする

レモン…1/2個

▶薄い輪切りにする

A 水…400mℓ
　塩…小さじ1/3
　鶏がらスープの素（顆粒）…小さじ1/4

サラダ油…小さじ2

酒…大さじ1

1 鍋にサラダ油を中火で熱し、えびとアスパラガスを炒める。えびの色が変わったら酒をふって煮立て、Aを加える。

2 煮立ったら3分ほど煮る。食べる直前にレモンを加え、さっと煮る。

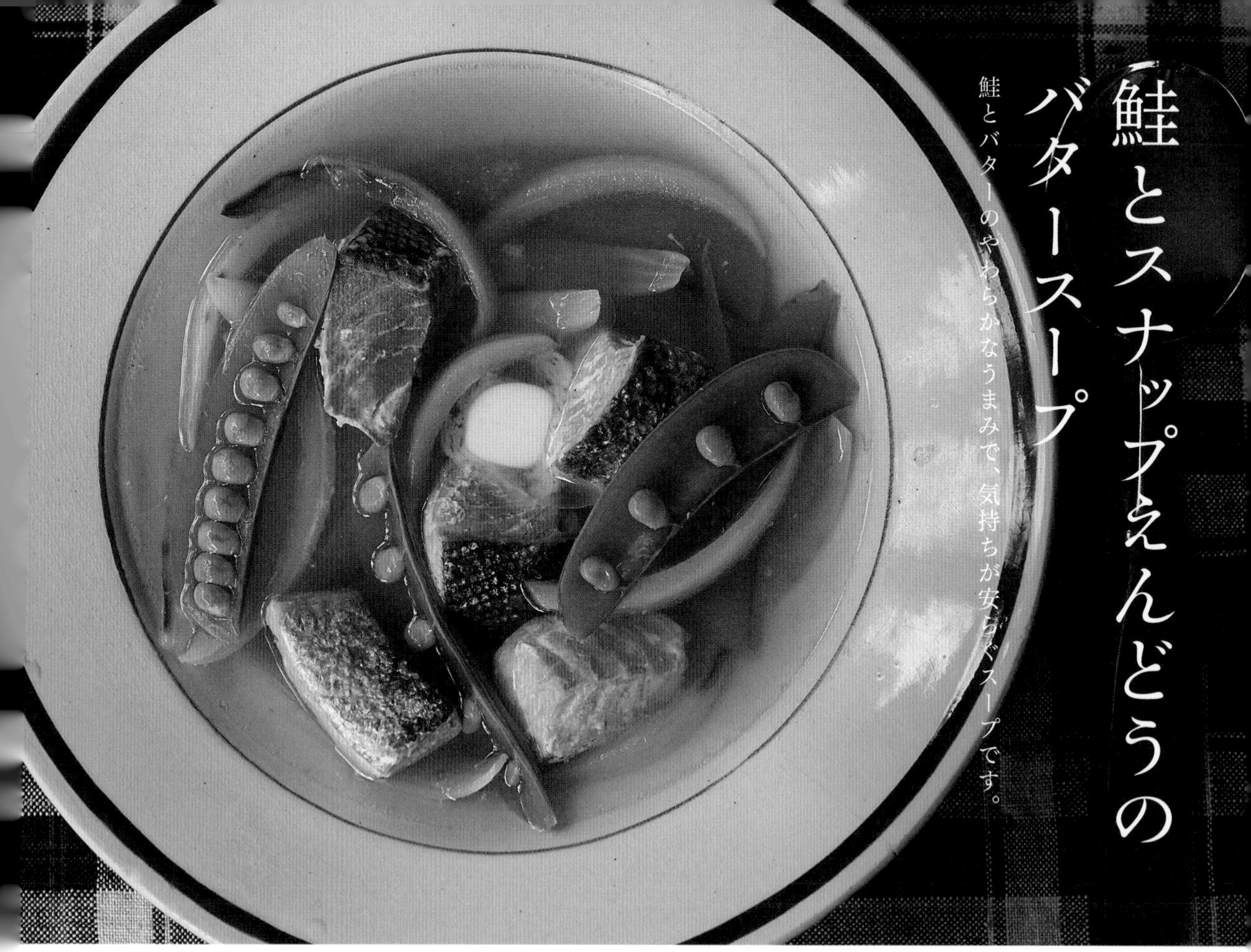

鮭とスナップえんどうのバタースープ

鮭とバターのやわらかなうまみで、気持ちが安らぐスープです。

塩
ワイン

［材料と下準備］ 2〜3人分

生鮭（切り身）… 2切れ 
▶幅2cmに切り、塩少々をふる

玉ねぎ … 1/2個 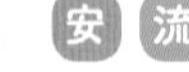
▶8等分のくし形切りにする

スナップえんどう … 5〜6個
▶へたと筋を取り、手で縦に割る

A 水 … 500mℓ
塩 … 小さじ1/2
洋風スープの素（顆粒）… 小さじ1/2

オリーブオイル … 小さじ1
白ワイン … 大さじ1
バター … 適量

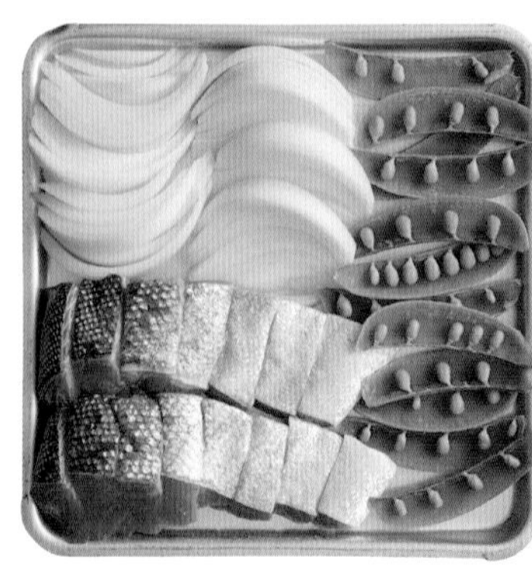

1 鍋にオリーブオイルを中火で熱し、玉ねぎを炒める。しんなりとしたら端に寄せ、あいたところに鮭の皮目を下にして並べ、焼く。

2 鮭に焼き色がついたら裏返し、白ワインをふって煮立て、Aを加える。煮立ったらスナップえんどうを加え、3分ほど煮る。

3 器に盛り、バターをのせる。

スナップえんどうの代わりにグリーンアスパラガスやさやいんげん、ブロッコリーなどで作ってもおいしいです。

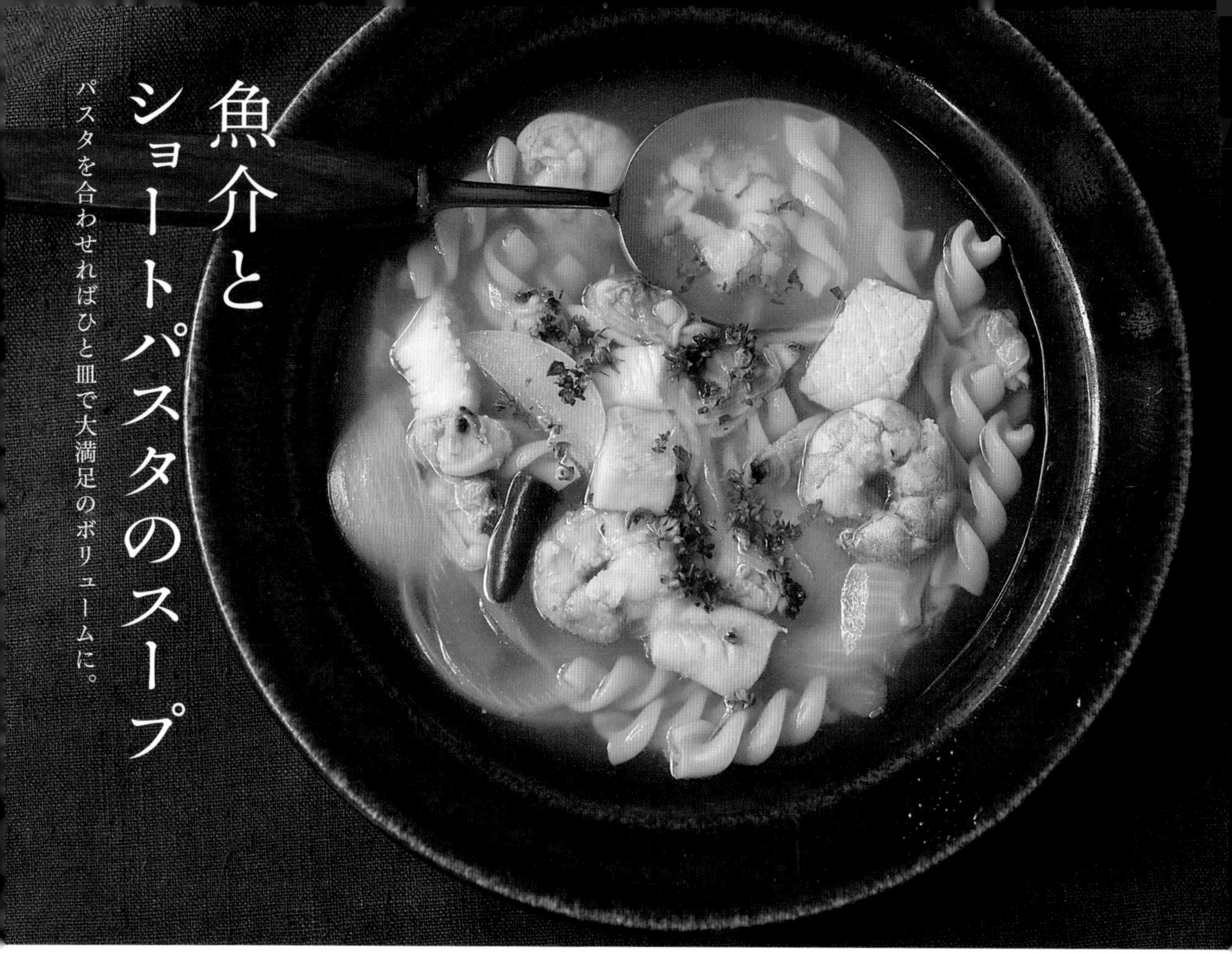

魚介とショートパスタのスープ

パスタを合わせればひと皿で大満足のボリュームに。

塩

ワイン

［材料と下準備］ 2〜3人分

シーフードミックス（冷凍）… 150g 血
にんにく… 1かけ
▶縦半分に切り、包丁の腹を当ててつぶす
赤唐辛子 … 1/2本
玉ねぎ … 1/4個 流
▶薄切りにする
ショートパスタ（フジッリ）… 25g
パセリ … 適量 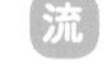
▶みじん切りにする
A 水 … 500mℓ
　塩 … 小さじ1/4
　洋風スープの素（顆粒）… 小さじ1/4
オリーブオイル … 大さじ1/2
白ワイン … 大さじ1

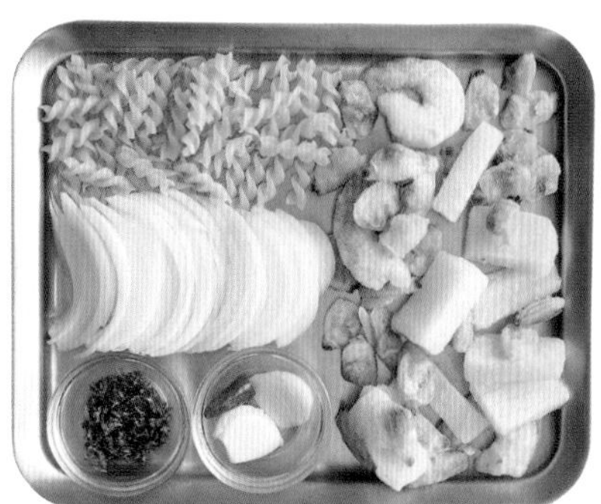

1 鍋にオリーブオイル、にんにく、赤唐辛子を入れて弱火で熱し、にんにくが色づいたらシーフードミックスと玉ねぎを加え、中火で炒める。玉ねぎが少ししんなりとしたら白ワインをふって煮立て、Aを加える。

2 煮立ったらふたをし、弱火にして5分ほど煮る。ショートパスタを加えて弱めの中火にし、ふたをせずにショートパスタのパッケージの表示時間に合わせて煮る。

3 ショートパスタがやわらかくなったら器に盛り、パセリを散らす。

 いかやあさりは血を作るので特に貧血気味の方におすすめ。ショートパスタは好みのものでOKです。

リボリータ

イタリア、トスカーナ州の伝統的な家庭料理。
硬くなったパンの活用にもぴったりのレシピです。
たっぷりのスープを吸ったパンがとっても美味！
野菜はたいていのものが合いますので自由にアレンジを。

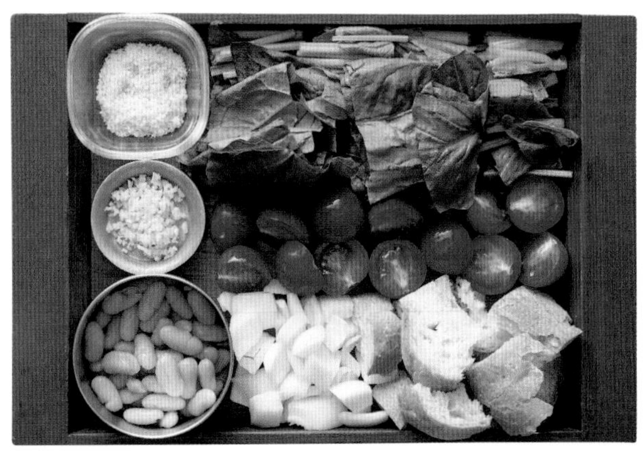

[材料と下準備] 2〜3人分

白いんげん豆（水煮）…100g
▶汁けをきる

にんにく…1かけ
▶みじん切りにする

玉ねぎ…1/4個
▶1.5㎝四方に切る

ほうれん草…2株 冷 潤
▶長さ4㎝に切る

ミニトマト…7〜8個 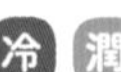
▶縦半分に切る

バゲット…50g
▶ひと口大にちぎる

粉チーズ…適量

A 水…500㎖
洋風スープの素（顆粒）…小さじ1/2
塩…小さじ1/3

オリーブオイル…大さじ1と1/2

粗びき黒こしょう…適量

1 鍋にオリーブオイルとにんにくを入れて弱火で熱し、香りが立ってきたら玉ねぎとほうれん草を加えて中火で炒める。玉ねぎがしんなりとしたら白いんげん豆とミニトマトを加え、さっと炒め合わせる。

2 Aとバゲットを加え、煮立ったらふたをし、弱火にして10分ほど煮る。

3 器に盛り、粗びき黒こしょうをふって粉チーズをかける。

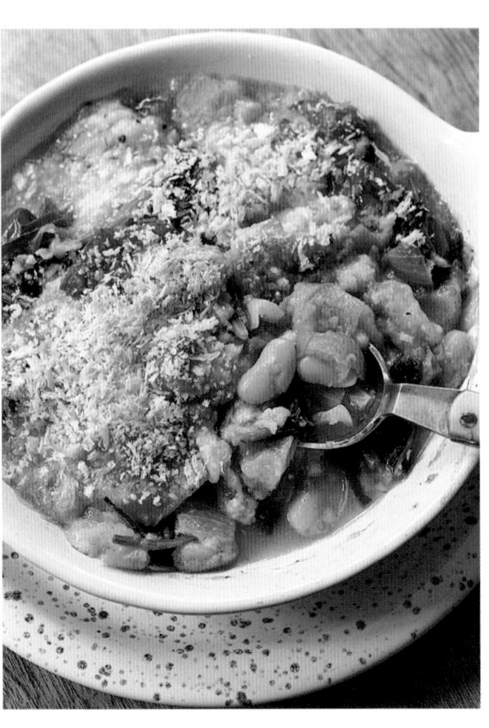

アレンジ パングラタン

耐熱容器にスープの1/2量ほどを入れ、パン粉・粉チーズ各適量をかける。240℃に予熱したオーブン（またはオーブントースター）で焼き色がつくまで7〜8分焼く。

プレーンなパンであればバゲット以外でもOKです。
ミニトマトと玉ねぎはぜひ入れてほしいのですが、手元にある野菜でアレンジしても構いません。

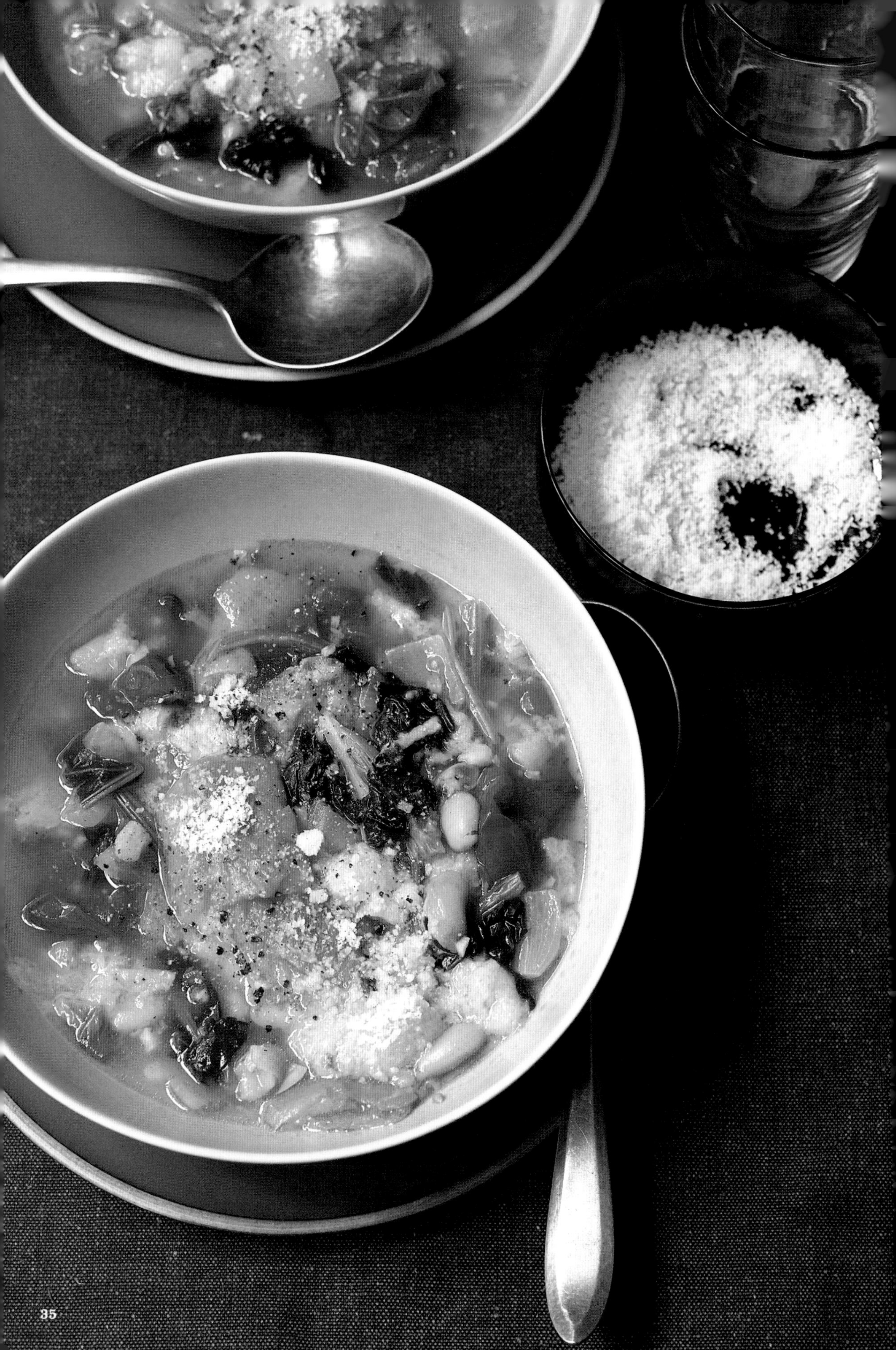

オニオングラタンスープ

玉ねぎは電子レンジで加熱して調理時間を短縮しています。

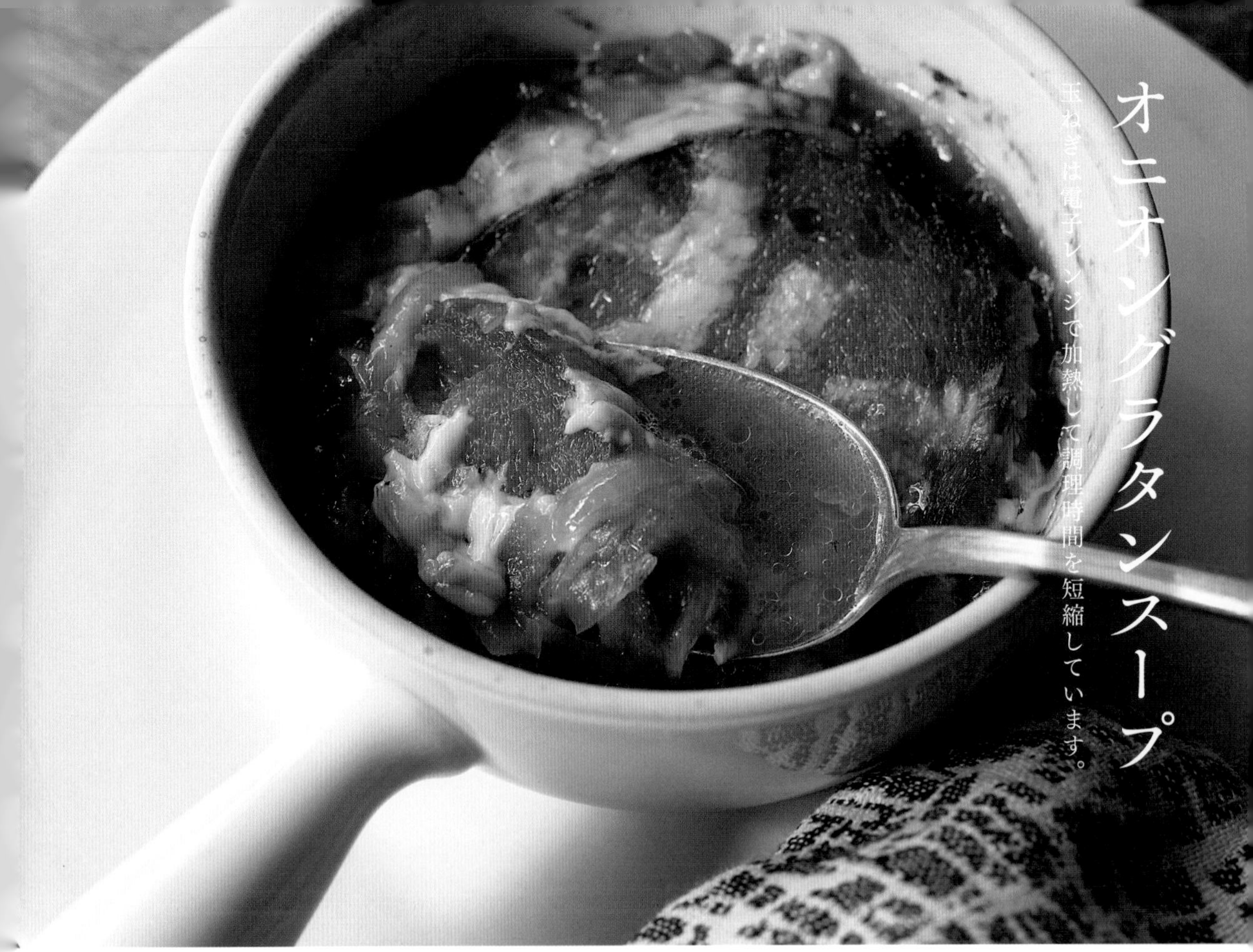

塩

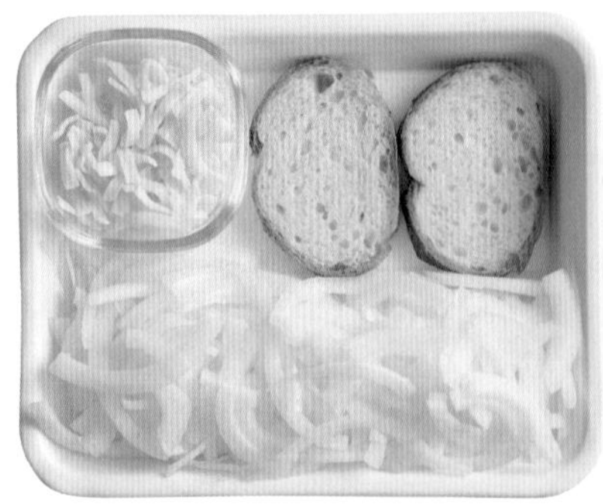

[材料と下準備] 2人分

玉ねぎ…1個 温 安 流
▶4つ割りにしてから繊維を断つように薄切りにする
バゲット(厚さ1cmのもの)…2枚
ピザ用チーズ…30g
A 水…400mℓ
　塩…小さじ1/2
　洋風スープの素(顆粒)…小さじ1/4
バター…10g
オリーブオイル…大さじ1/2

1 耐熱皿に玉ねぎを広げ、ふんわりとラップをして電子レンジで5分ほど加熱する。バゲットはオーブントースターで焼き色がつくまで焼く。

2 鍋にバターとオリーブオイルを強めの中火で熱し、玉ねぎを広げて焼きつける。焼き色がつきそうになったら混ぜ、15分ほど炒める。途中、焦げやすくなってきたら水大さじ1(分量外)を加え、あめ色になったらAを加える。煮立ったら弱めの中火にし、5分ほど煮る。

3 耐熱容器に入れ、バゲットとピザ用チーズをのせる。230℃に予熱したオーブン(またはオーブントースター)で8～10分焼く。

玉ねぎは焦げやすいので注意して炒めてください。

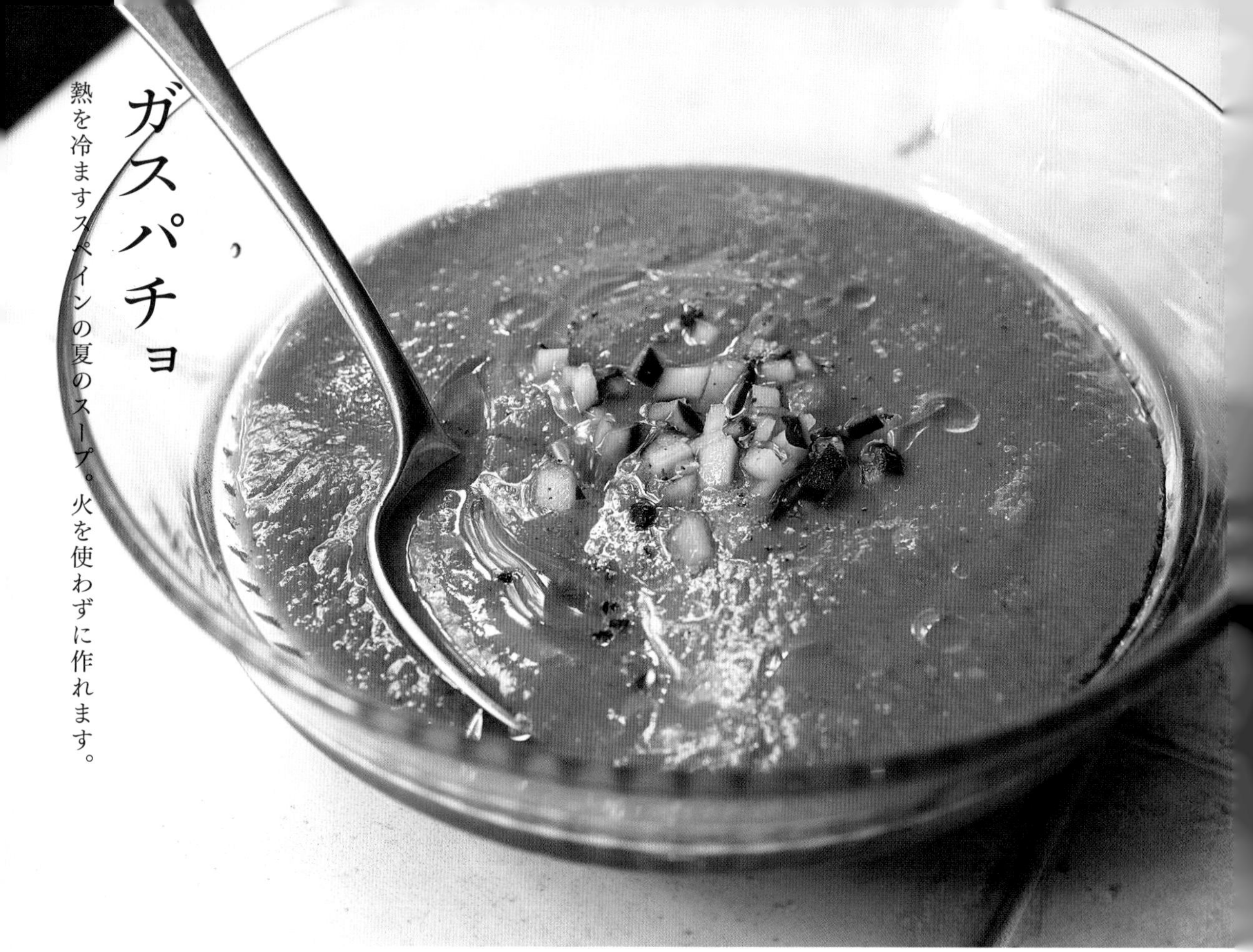

ガスパチョ

熱を冷ますスペインの夏のスープ。火を使わずに作れます。

[材料と下準備] 2〜3人分

トマト … 2個 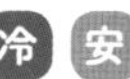
▶2cm角に切る

きゅうり … 1/2本 
▶少量を取り分けて3mm角に切り、残りは厚さ1.5cmの半月切りにする

ピーマン … 1/2個 
▶1.5cm四方に切る

玉ねぎ … 1/8個 安
▶1.5cm四方に切る

にんにく … 1/2〜1かけ

A オリーブオイル … 大さじ1
　酢 … 小さじ1
　塩 … 小さじ1/2

粗びき黒こしょう … 適量

オリーブオイル（好みで）… 適量

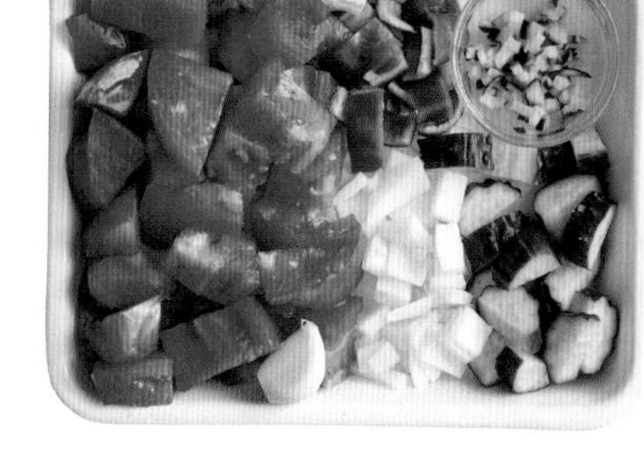

1 ボウルにトマト、きゅうり（半月切り）、ピーマン、玉ねぎ、にんにく、Aを入れ、ハンディブレンダーでなめらかになるまで攪拌する。粗びき黒こしょうで味を調え、ラップをして冷蔵室で冷やす。

2 器に盛ってきゅうり（3mm角）を散らし、粗びき黒こしょうをふってオリーブオイルをかける。

ハンディブレンダーの代わりにミキサーを使用してもOK。
冷やしたあと、すぐに食べてもおいしいですが、翌日はよりマイルドになって食べやすくなります。

column 1

体にいい しょうがのスープ

たっぷりきのことしょうがのスープ

すりおろしたしょうがを最後に加えることで香りがぐんと際立ちます。

[材料と下準備] 2〜3人分

豚バラ薄切り肉 … 70g カ
▶長さ3cmに切る

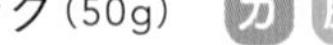

まいたけ … 1/2パック(50g) カ 腸
▶食べやすい大きさにほぐす

えのきたけ … 1/2袋(100g) 腸

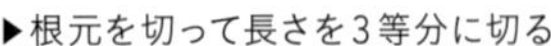

▶根元を切って長さを3等分に切る

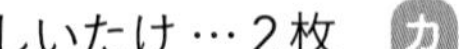

しいたけ … 2枚 カ
▶石づきを取り、かさと軸に分けてそれぞれ薄切りにする

しょうが … 2かけ 温 免
▶すりおろす

A だし汁 … 500mℓ
　しょうゆ … 小さじ2
　みりん … 小さじ1
　塩 … ふたつまみ

ごま油 … 小さじ1

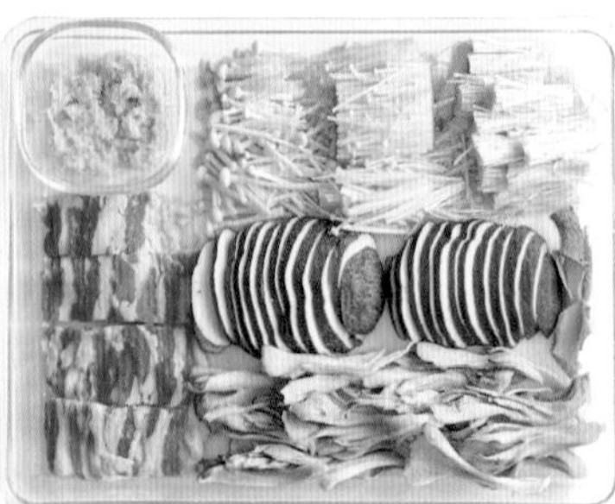

1　鍋にごま油を中火で熱し、豚肉を炒める。焼き色がついてきたら、まいたけ、えのきたけ、しいたけのかさと軸を加え、炒め合わせる。

2　全体に油が回ったらAを加え、煮立ったらふたをし、弱めの中火にして4〜5分煮る。

3　器に盛り、しょうがをのせる。

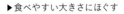

生のしょうがは、免疫力がより向上します。きのこは好みのものでOK。数種類を合わせることでうまみアップに。

豚肉と豆のジンジャートマトスープ

しょうがとトマトは食欲アップの組み合わせ。ボリュームがあってもぺろりといけます。

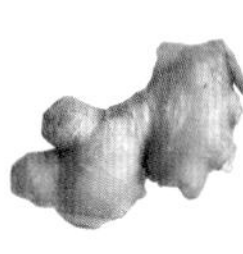

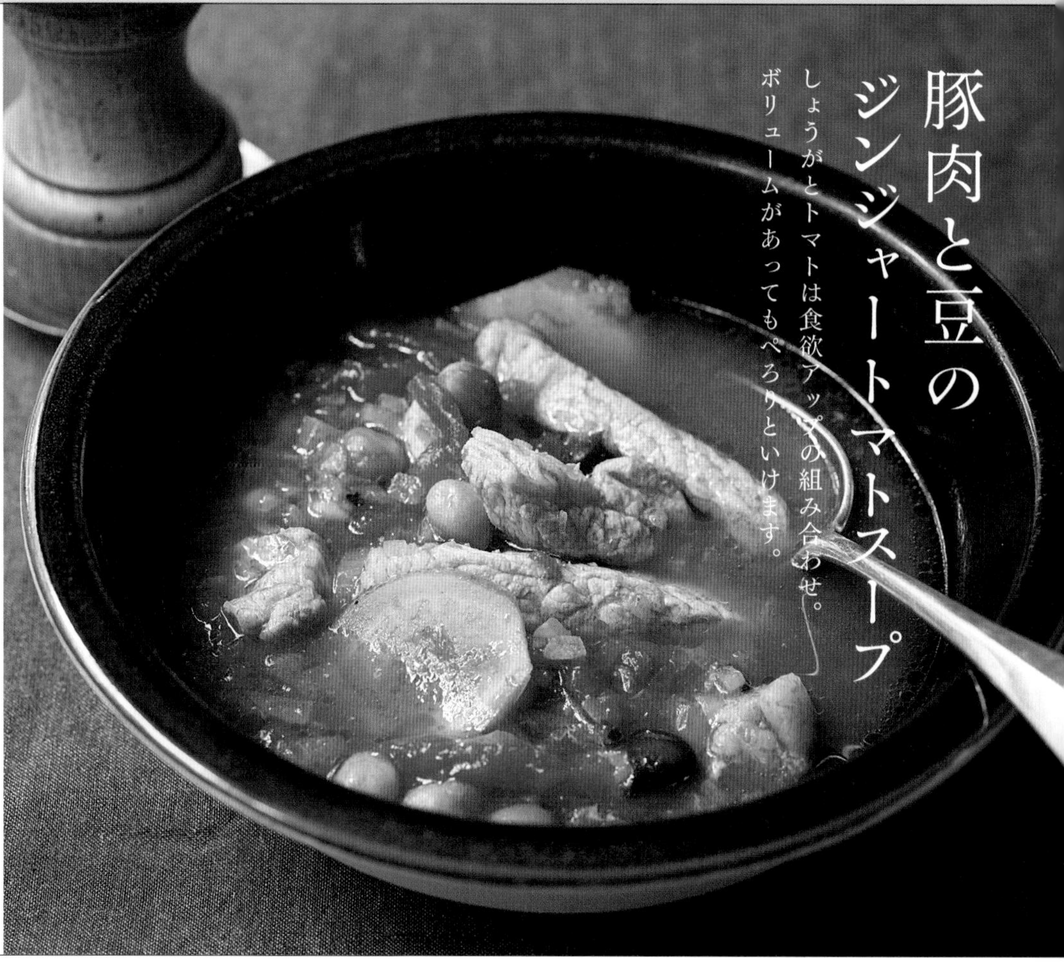

しょうがは風邪のひき始めや吐き気に効果がある生薬として使用されている食材です。食欲増進効果も。体を温め、発汗作用をもたらし、免疫力を高めてくれます。

［材料と下準備］ 2〜3人分

豚ロース肉（とんかつ用）…1枚（110g） 
▶幅1.5㎝に切り、玉ねぎ（みじん切り）1/4個分、白ワイン大さじ1、塩小さじ1/3をからめて15分ほどおく

ホールトマト缶…1/2缶（200g） 
▶フォークで実をつぶす

ミックスビーンズ（ドライパック）…50g
しょうが（薄切り・皮つき）…5枚 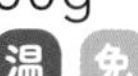
オリーブオイル…小さじ2
水…300㎖
塩、粗びき黒こしょう…各適量

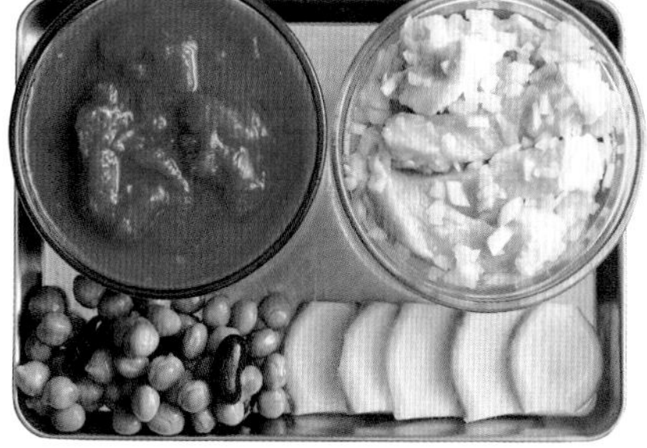

1 鍋にオリーブオイルを中火で熱し、豚肉を炒める。玉ねぎがしんなりとしたら水を加えて煮立て、トマト缶、ミックスビーンズ、しょうがを加える。

2 再び煮立ったらふたをし、弱火にして10分ほど煮る。塩、粗びき黒こしょうで味を調える。

 体を潤すことで免疫力を高めることが期待できます。豚肉はこま切れやロース薄切りでも構いません。

鶏だんごと春菊のしょうがスープ

鶏だんごでは臭みを消し、トッピングでは風味づけ。しょうが大活躍レシピ。

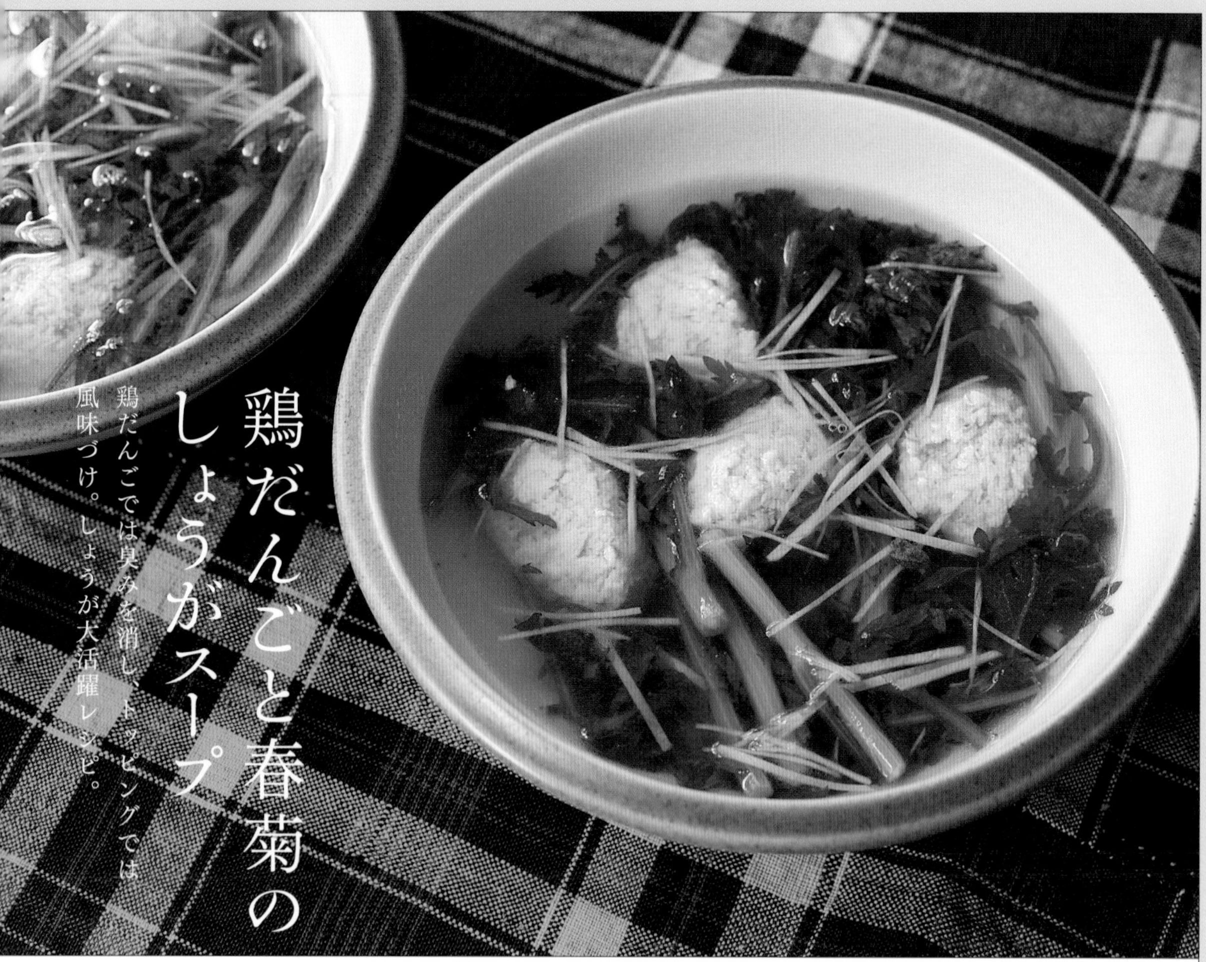

［材料と下準備］ 2〜3人分

鶏だんご
- 鶏ももひき肉 … 150g 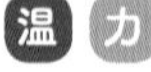
- しょうが（すりおろし）… 大さじ1/2 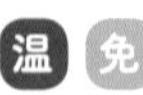
- 酒 … 小さじ1
- 片栗粉 … 小さじ1
- ごま油 … 小さじ1/2
- 塩 … ふたつまみ

▶均一になるまでよく混ぜ、8等分の目安をつける

春菊 … 1/2束
▶長さを3等分に切り、茎が太い場合は縦に切り込みを入れる

しょうが … 1かけ  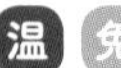
▶せん切りにする

A
- 水 … 500mℓ
- 鶏がらスープの素（顆粒）… 小さじ1/2
- 塩 … 小さじ1/3

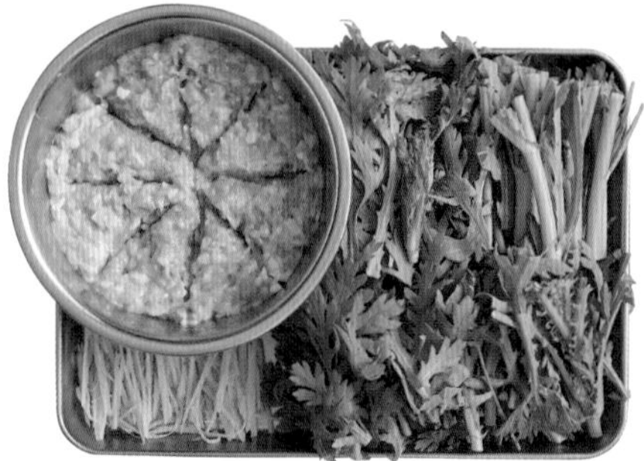

1 鍋にAを入れて中火で煮立て、スプーン2本を使い、鶏だんごのたねを1/8量ずつ取って丸めながら入れる。

2 再び煮立ったら弱めの中火にして2分ほど煮る。春菊を加え、さらに2分ほど煮る。

3 器に盛り、しょうがを散らす。

しょうがで体を温め、鶏肉でパワー補給ができるので寒くなり始める季節にもおすすめです。ひき肉は鶏胸ひき肉でもOK。

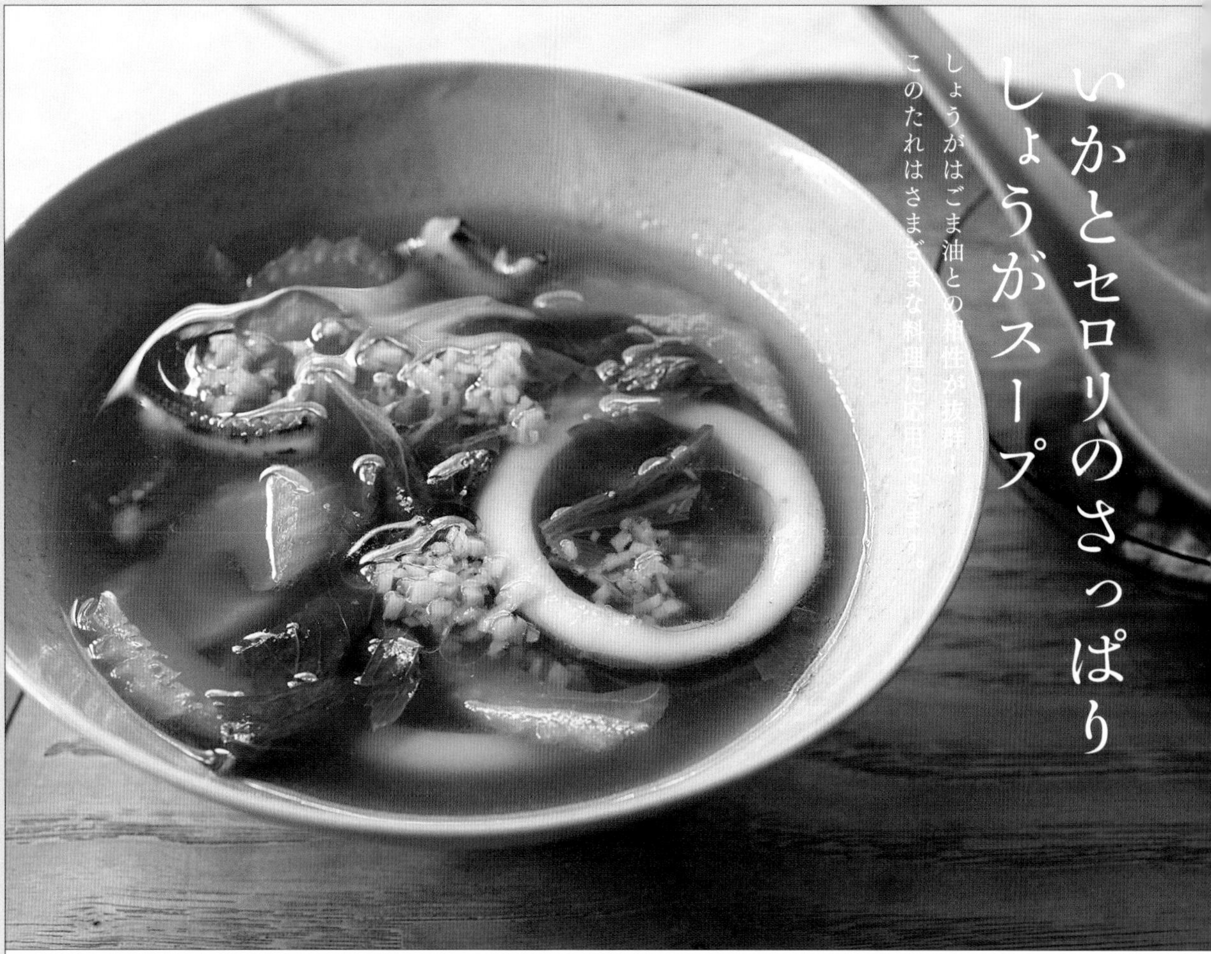

いかとセロリのさっぱりしょうがスープ

しょうがはごま油との相性が抜群！
このたれはさまざまな料理に応用できます。

[材料と下準備] 2〜3人分

いか … 1ぱい 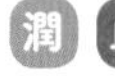
▶足を抜いて軟骨を取り、胴は幅1cmの輪切りにする。
足はわたとくちばしを取って長さ4cmに切る

しょうが … 1かけ 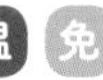 
▶みじん切りにする

セロリ（葉つき） … 1/2本 安
▶茎と葉に切り分け、茎は幅3mmの斜め切り、葉はざく切りにする

A 水 … 500mℓ
酒 … 大さじ1
しょうゆ … 小さじ2
酢 … 小さじ1
鶏がらスープの素（顆粒） … 小さじ1/2

《しょうがだれ》
しょうが（みじん切り） … 1かけ分 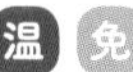 
ごま油 … 小さじ2
レモン果汁 … 小さじ1/2
塩 … ふたつまみ
▶混ぜる

ごま油 … 小さじ1

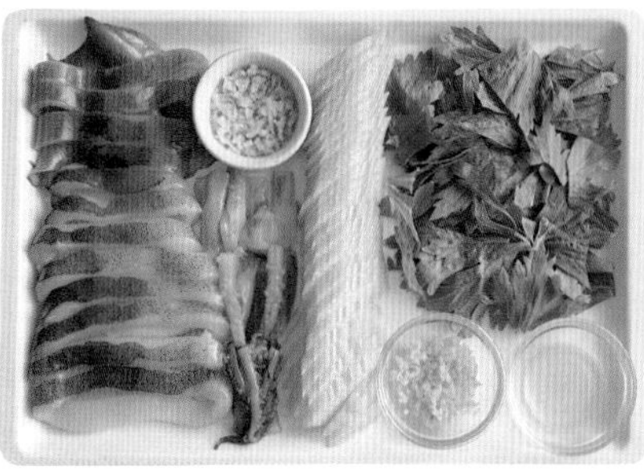

1 鍋にごま油としょうがを入れて中火で熱し、香りが立ったらセロリの茎と葉を加えて炒める。

2 セロリの茎がしんなりとしたらAを加え、煮立ったらいかを加えて2分ほど煮る。

3 器に盛り、しょうがだれをかける。

いかの代わりにあさりやえびでも。いかは血を作り、月経のサイクルを整えます。
セロリはエネルギーの巡りをよくするのでイライラしやすい方、月経時に胸や腹部が張りやすい方にもおすすめ。

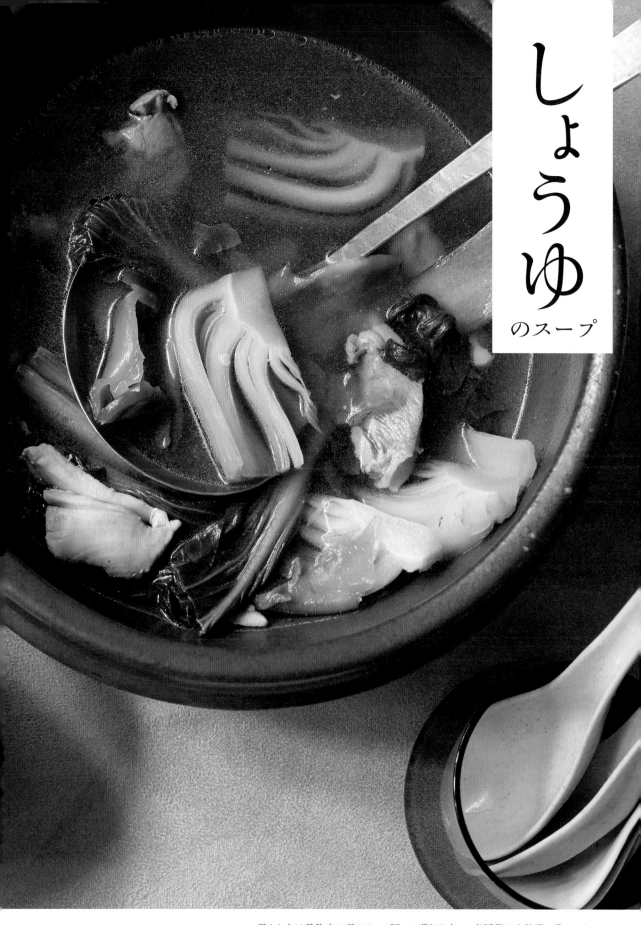

しょうゆのスープ

鶏もも肉は鶏胸肉や鶏ささみ、豚バラ薄切り肉で、青梗菜は小松菜で作っても。
鶏胸肉と鶏ささみで作る場合は、片栗粉適量をまぶすと口当たりがよくなります。

しょうゆ
酒
こしょう

鶏肉、青梗菜、ザーサイのスープ

具材を大きめに切って、しっかりとした食べごたえを出しました。青梗菜とザーサイには血流をよくする効果が。アレンジはしょうゆラーメンがおすすめ。

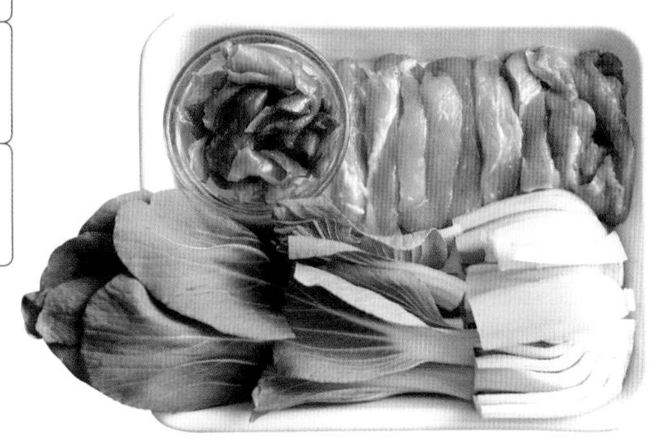

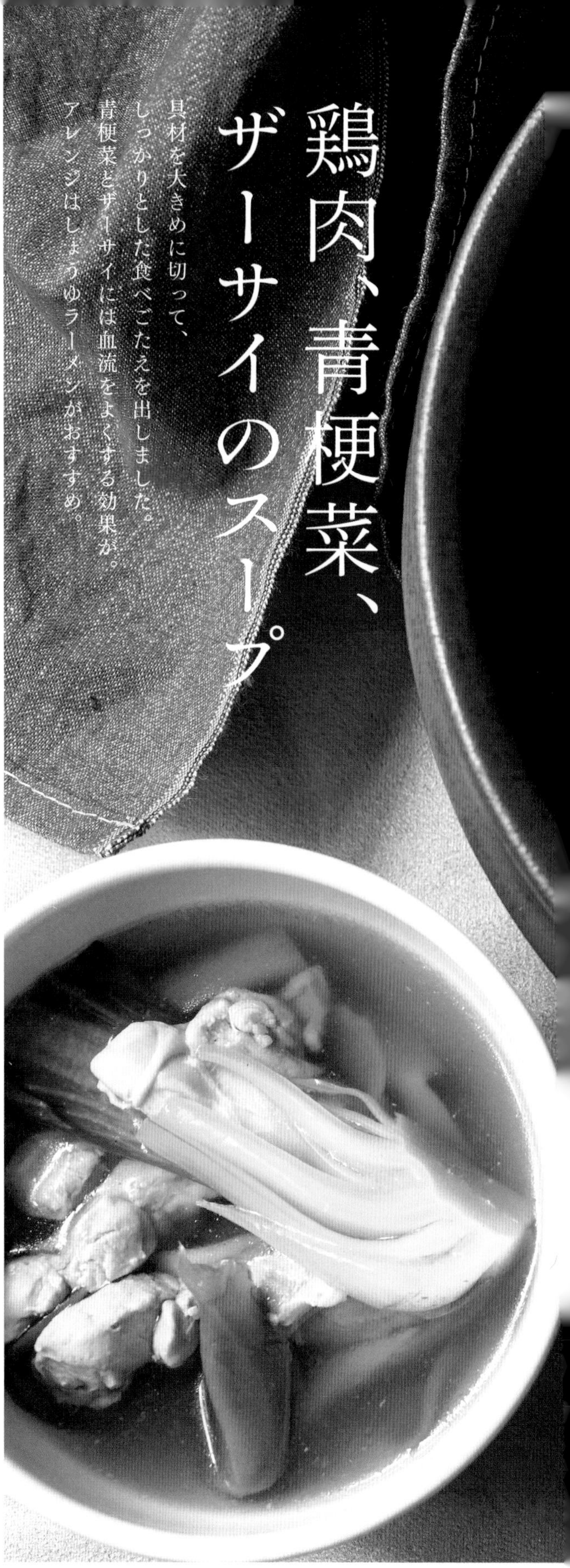

[材料と下準備] 2〜3人分

鶏もも肉 … 1/2枚(150g)
▶皮と余分な脂肪を取り、厚みのある部分は切り込みを入れて開き、厚みを均一にして縦に幅1.5cmに切る

青梗菜 … 1株 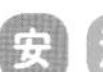
▶長さを3等分に切り、軸の太い部分は8つ割りにする

味つきザーサイ … 40g 

A 水 … 500mℓ
酒 … 大さじ1
鶏がらスープの素(顆粒) … 小さじ1/2

しょうゆ … 小さじ2
こしょう … 適量

1 鍋にAを入れて中火で煮立て、鶏肉、青梗菜の軸、ザーサイを加えて3分ほど煮る。

2 残りの青梗菜としょうゆを加え、1分ほど煮てこしょうで味を調える。

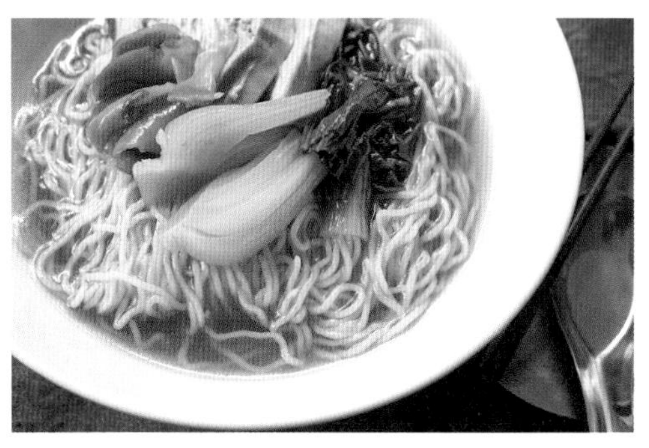

アレンジ **ラーメン**

スープの1/2量ほどに塩ひとつまみを加え、パッケージの表示どおりにゆでた中華生めん1玉を加えて温める。

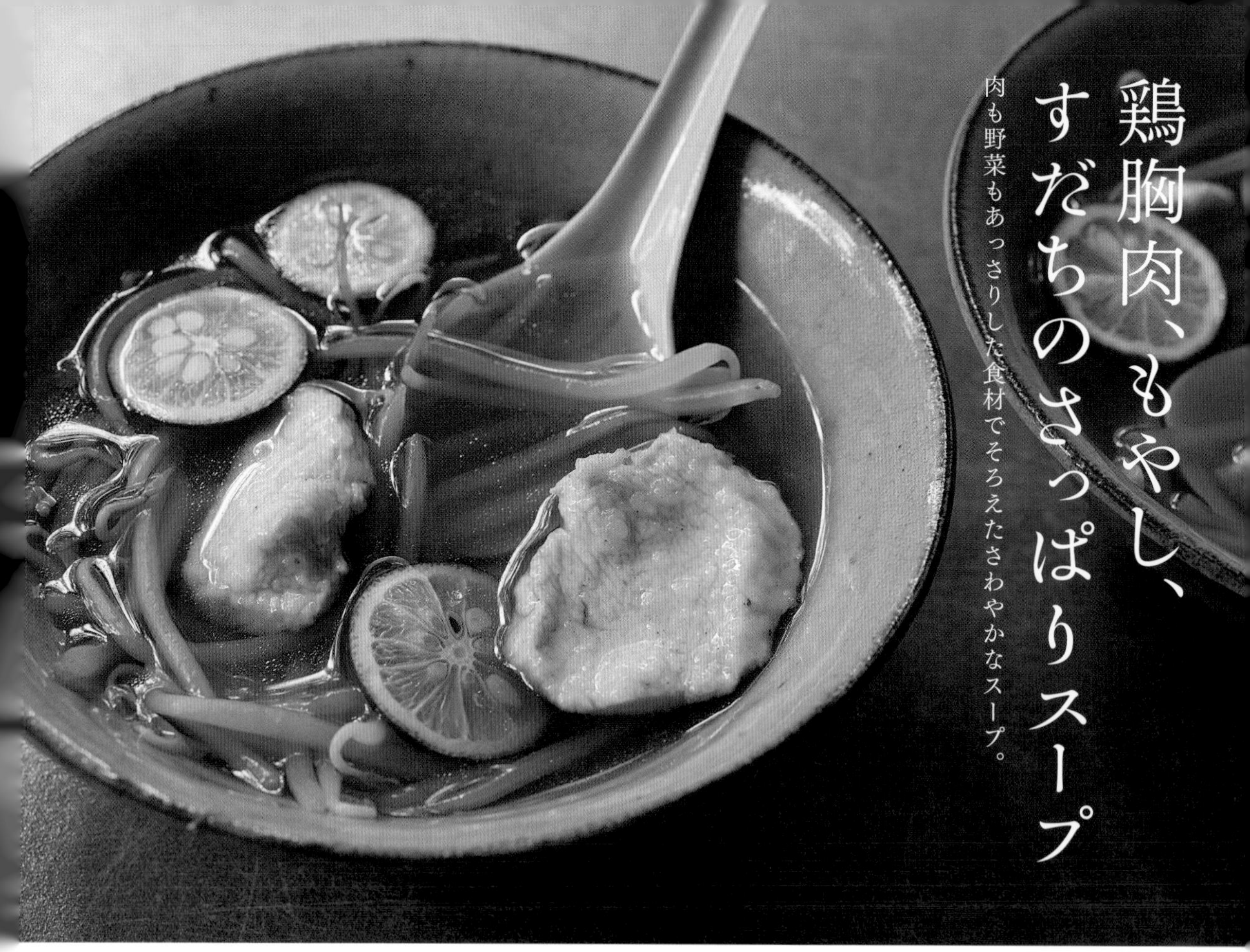

鶏胸肉、もやし、すだちのさっぱりスープ

肉も野菜もあっさりした食材でそろえたさわやかなスープ。

［材料と下準備］ 2〜3人分

鶏胸肉（皮なし）… 1/2枚（140g）
▶縦半分に切ってから厚さ1cmのそぎ切りにし、塩・こしょう各少々をふって片栗粉小さじ1をまぶす

緑豆もやし … 100g 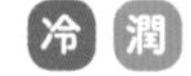
▶好みでひげ根を取る

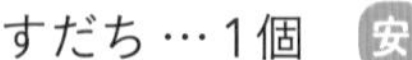
すだち … 1個 安 潤
▶薄い輪切りにする

A だし汁 … 500mℓ
　しょうゆ … 大さじ1
　酒 … 大さじ1/2
　みりん … 大さじ1/2

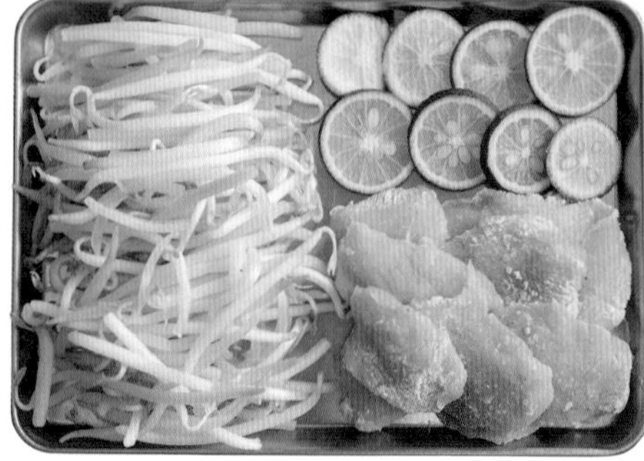

1 鍋にAを入れて中火で煮立て、鶏肉、もやしの順に加え、再び煮立ったら3〜4分煮る。

2 食べる直前にすだちを加え、さっと煮る。

すだちの代わりにレモン1/3〜1/2個でも作れます。残ったスープにゆでたそばを加えてもおいしい。

ささみと三つ葉のかき玉汁

卵を少しずつ加えるのがふわふわに仕上げるこつ。

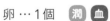

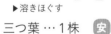

しょうゆ
酒
塩

［材料と下準備］ 2〜3人分

鶏ささみ … 2本（120g）
▶筋を取り、厚さ1cmのそぎ切りにしてから細切りにする。酒・しょうゆ・片栗粉各小さじ1をもみ込む

卵 … 1個 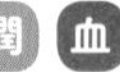
▶溶きほぐす

三つ葉 … 1株 
▶長さ3cmに切る

A だし汁 … 500mℓ
　酒 … 大さじ1

しょうゆ … 大さじ1/2
塩 … 適量

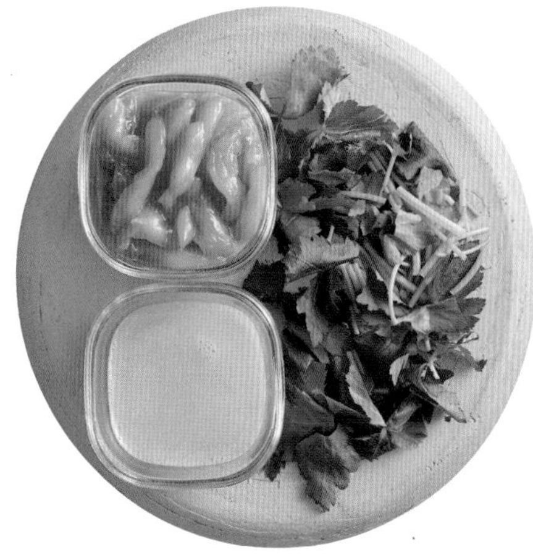

1 鍋にAを入れて中火で煮立て、ささみを加えて1分30秒ほど煮る。

2 強めの中火にし、煮立ったところに溶き卵を少しずつ流し入れる。しょうゆと三つ葉を加え、塩で味を調える。

 ぜひおいしいだし汁で作ってください。鶏ささみの代わりにちくわや白身魚でも合います。

鶏肉とレンズ豆のスープ

レンズ豆は浸水不要で調理できるので、短時間でおいしいスープの具になってくれます。ほくほくとしておいしい食べごたえ満点のレシピです。

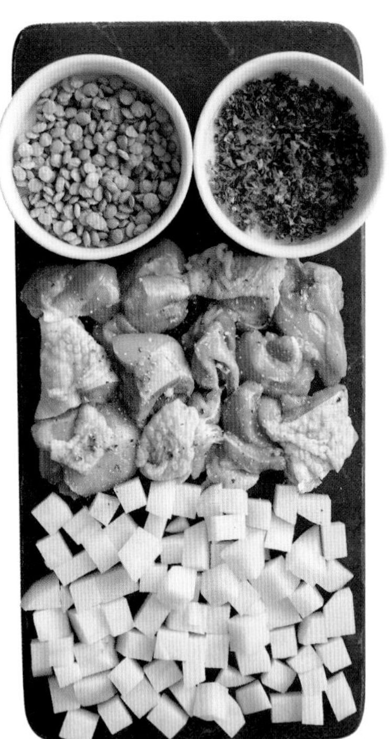

[材料と下準備] 2～3人分

鶏もも肉 … 1/2枚（150g） カ
▶小さめのひと口大に切り、塩・粗びき黒こしょう各少々をふる

レンズ豆（皮つき・乾燥）… 30g 水
▶さっと洗って水けをきる

じゃがいも … 1個 カ 消
▶1cm角に切り、水に5分ほどさらして水けをきる

パセリ（みじん切り）… 大さじ1

A 水 … 500mℓ
しょうゆ … 小さじ2
洋風スープの素（顆粒）… 小さじ1/2

オリーブオイル … 大さじ1/2

塩 … 適量

1 鍋にオリーブオイルを中火で熱し、鶏肉の皮目を下にして入れて焼く。焼き色がついたらA、レンズ豆、じゃがいもを加える。

2 煮立ったらふたをし、弱火にして7分ほど煮る。じゃがいもがやわらかくなったら塩で味を調え、パセリを加えてさっと混ぜる。

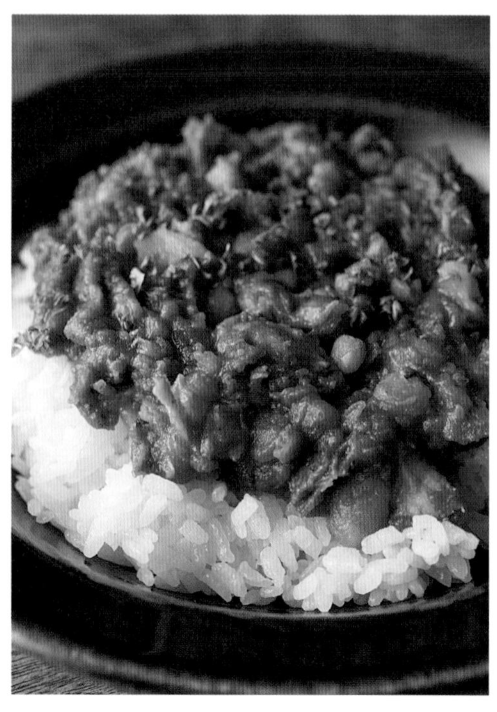

アレンジ **カレー**

スープの汁大さじ3に刻んだカレールウ20gを加えて溶かす。スープの具1/2量ほどを加え、もったりするまで煮詰める。器に温かいご飯150gを盛り、カレーをかけてみじん切りにしたパセリ適量を散らす。

鶏もも肉の代わりにブロックベーコンやソーセージで作ってもおいしいです。
食べるときに好みでみじん切りにしたパセリ適量をさらに追加しても。

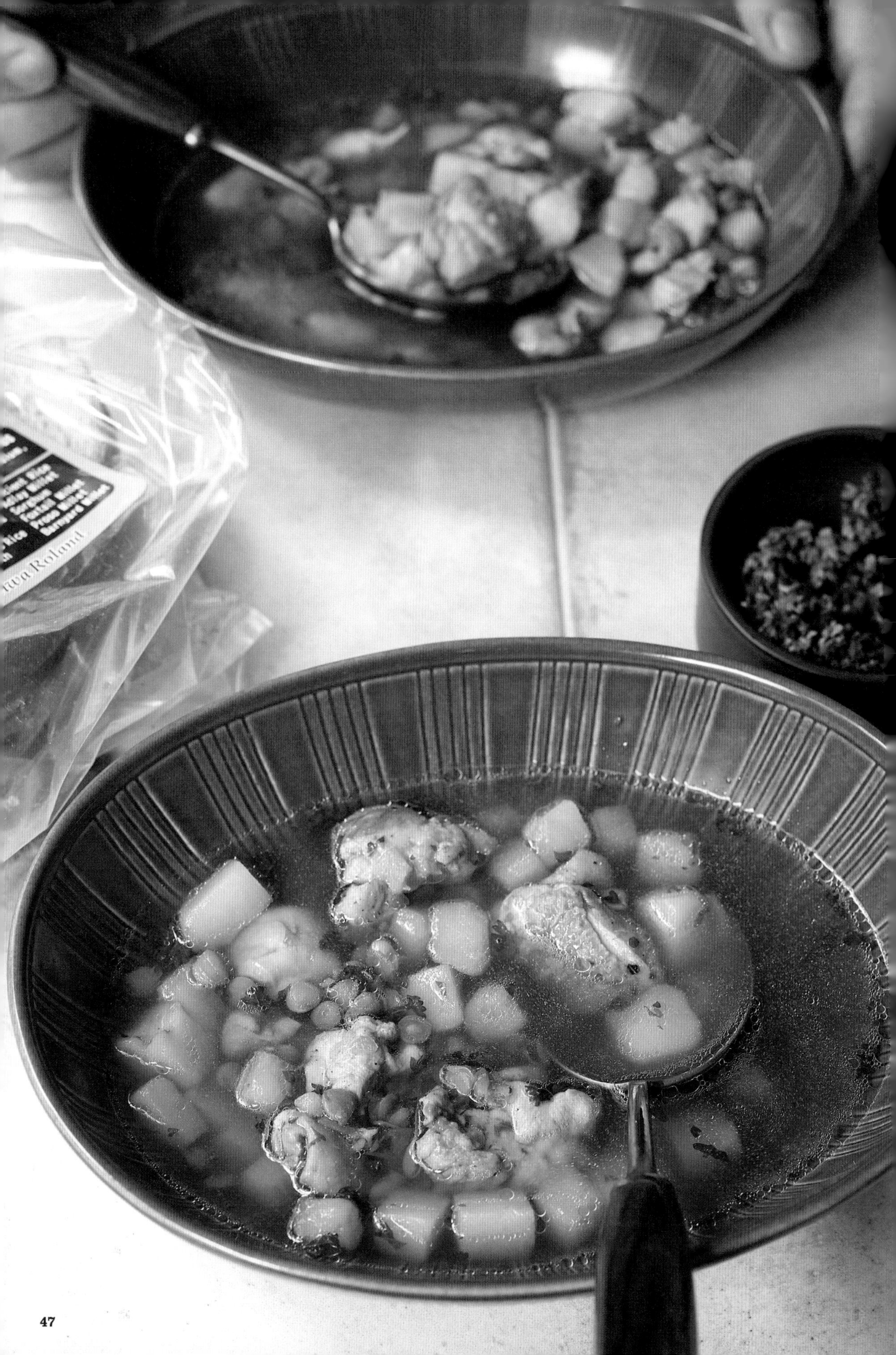

豚バラとかぶの黒こしょうスープ

豚バラとかぶのまろやかなうまみの中に、黒こしょうをしっかり効かせて、その香りを際立たせます。かぶとにんにくには体を温める効果が。

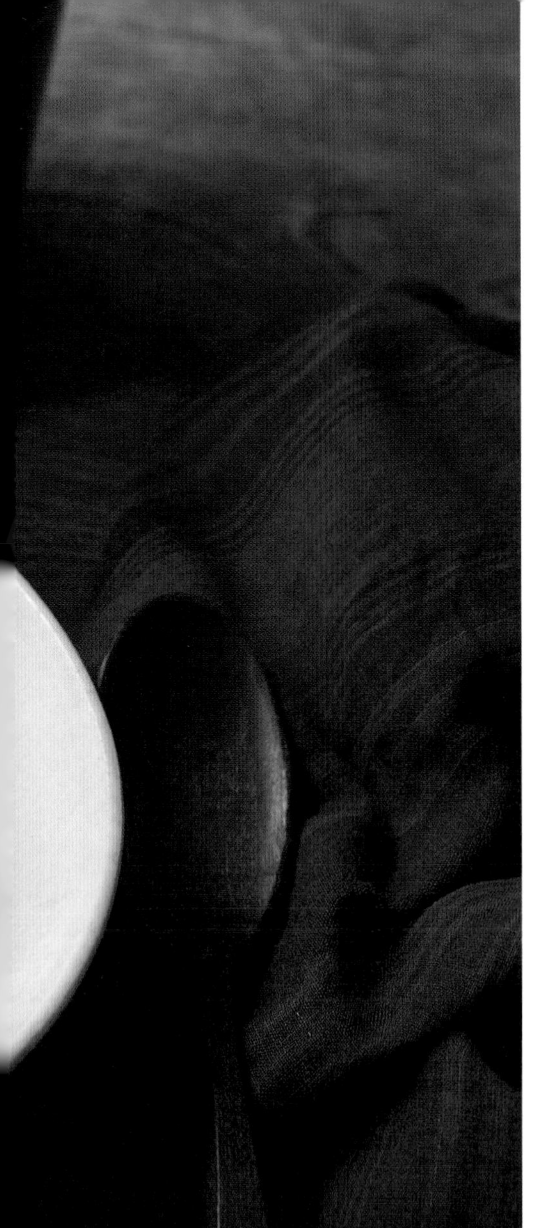

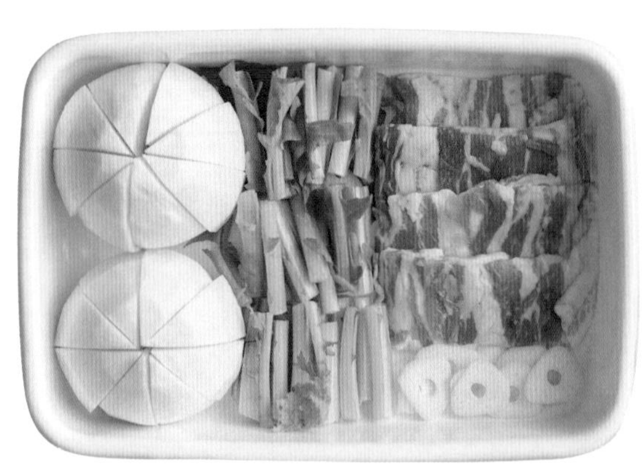

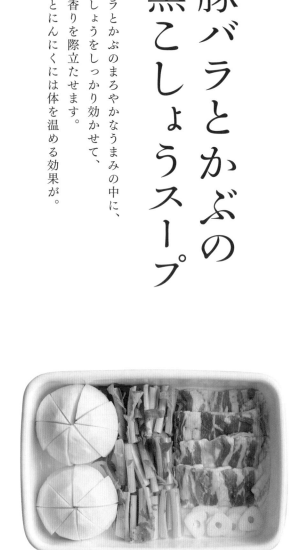

［材料と下準備］ 2〜3人分

豚バラ薄切り肉 … 70g
▶長さ3cmに切る

かぶ（茎つき）… 2個 
▶根と茎に切り分け、根は8つ割りにし、茎は長さ3cmに切る

にんにく … 1かけ 
▶薄切りにする

A 水 … 500mℓ
しょうゆ … 大さじ1
酒 … 大さじ1
鶏がらスープの素（顆粒）… 小さじ1
黒こしょう（粒）… 小さじ1/2
塩 … ふたつまみ

粗びき黒こしょう … 適量

1 鍋にAを入れて中火で煮立て、豚肉、かぶの根、にんにくを加える。再び煮立ったらふたをし、弱火にして7〜8分煮る。

2 かぶの根がやわらかくなったらかぶの茎を加え、再びふたをして1分ほど煮る。

3 器に盛り、粗びき黒こしょうをふる。

こしょうも体を温めるので、冷えの気になる方におすすめのスープです。豚肉の代わりに鶏肉や牛肉でもOK。

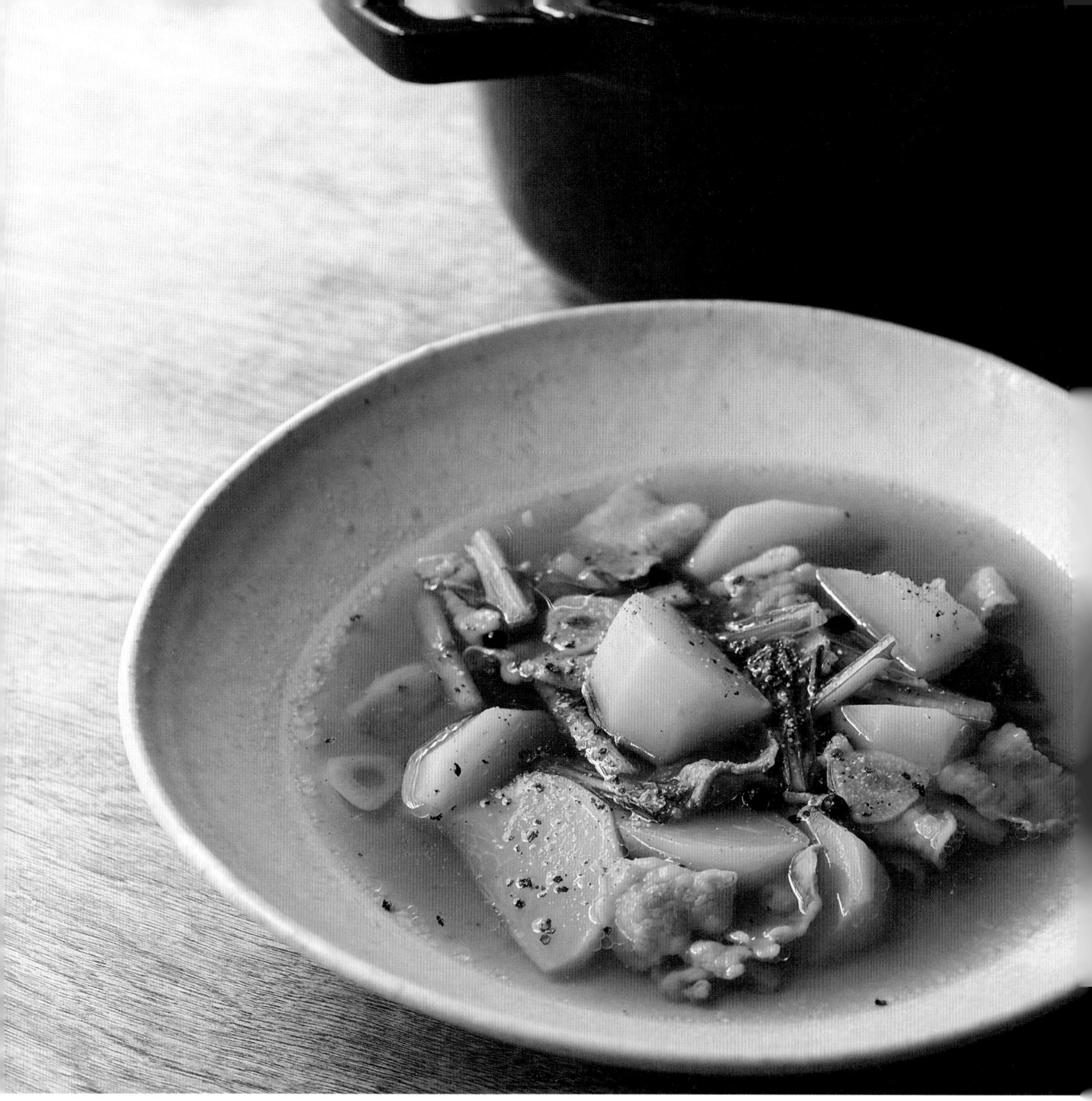

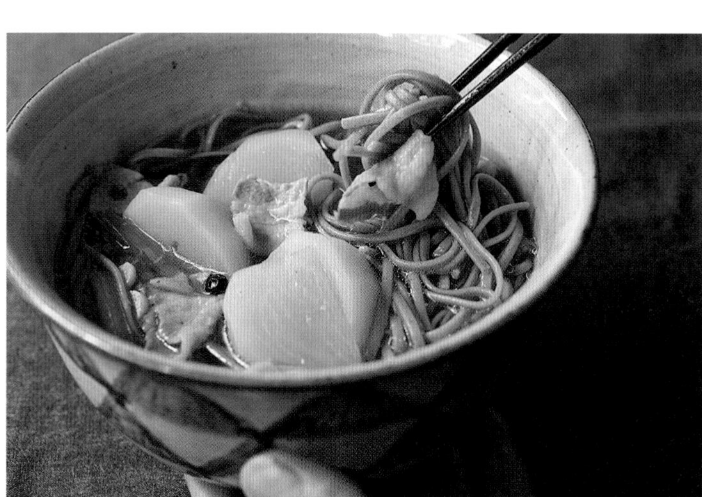

アレンジ

かけそば

そば(乾めん)70gはパッケージの表示よりも30秒ほど短めにゆでて、冷水で洗って水けをきる。スープの1/2量ほどにしょうゆ小さじ1/2とそばを加え、さっと温める。

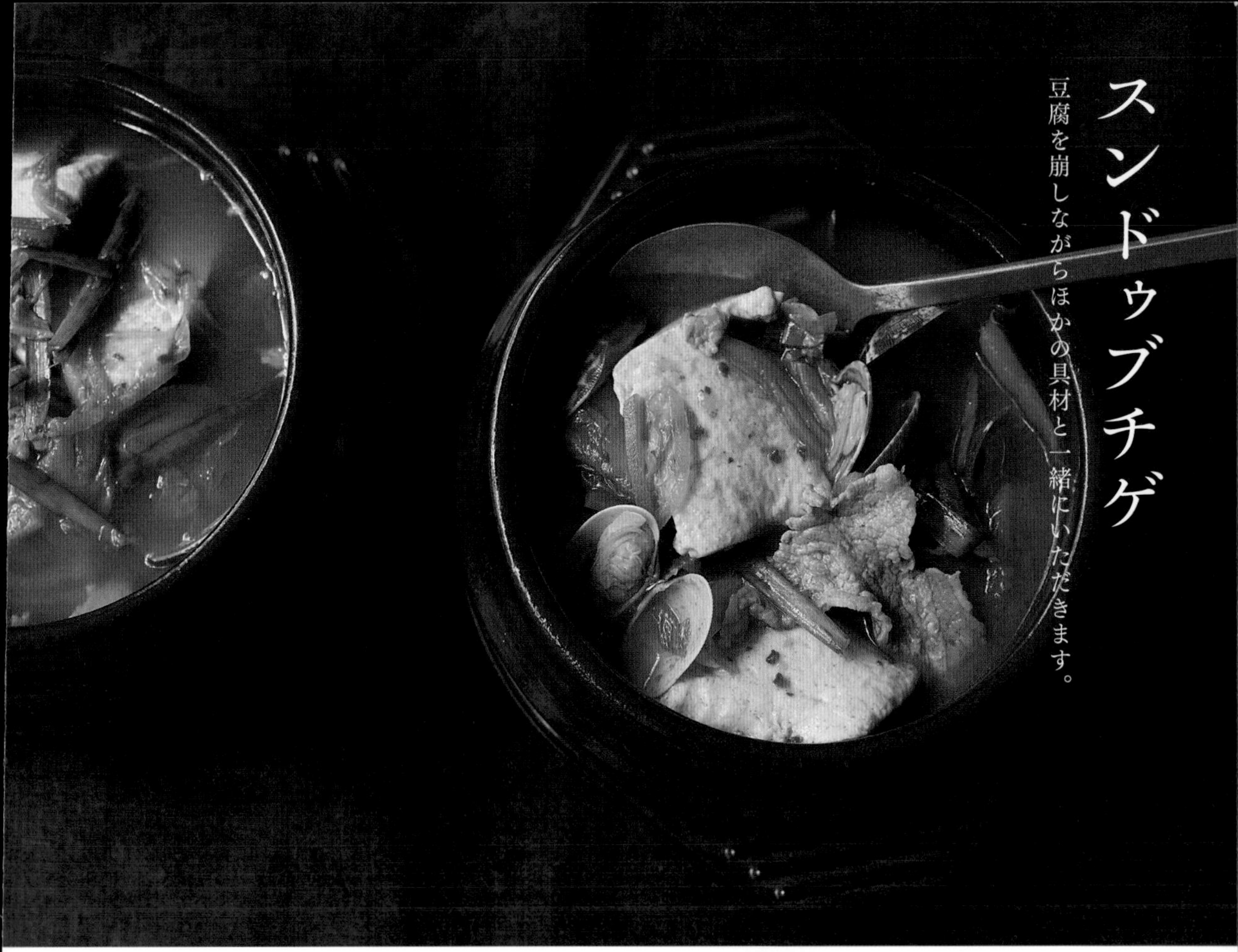

スンドゥブチゲ

豆腐を崩しながらほかの具材と一緒にいただきます。

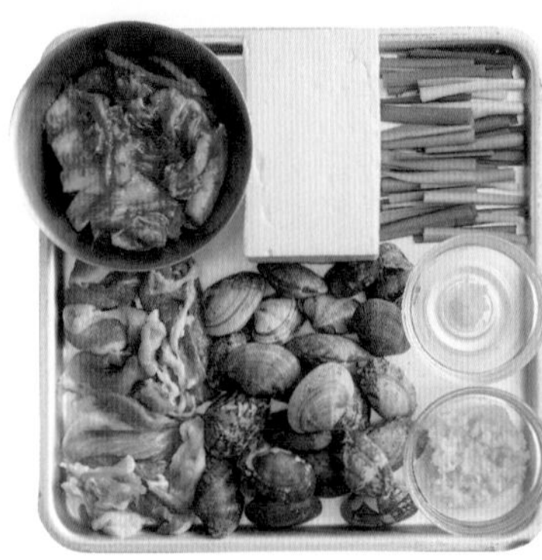

[材料と下準備] 2〜3人分

豚こま切れ肉 … 80g 力 潤
しょうが（すりおろし）… 大さじ1/2
にんにく（すりおろし）… 小さじ1/4
あさり（砂抜き済み）… 150g
▶殻同士をこすり合わせて洗う
白菜キムチ（カットタイプ）… 100g
絹ごし豆腐 … 1/2丁（200g） 力 潤
にら … 3本
▶長さ4cmに切る
A 水 … 500mℓ
しょうゆ … 大さじ1
砂糖 … 小さじ1/2
鶏がらスープの素（顆粒）… 小さじ1/2
ごま油 … 大さじ1/2
酒 … 大さじ2

1 鍋にごま油を中火で熱し、豚肉、しょうが、にんにくを炒める。豚肉の色が変わったら、あさりとキムチを加えて炒め合わせる。

2 全体に油が回ったら酒をふって煮立て、Aを加えて強火にする。煮立ったらあさりの口が開くまで3〜4分煮る。

3 中火にしてスプーンで豆腐を大きめのひと口大にすくって加え、3分ほど煮る。にらを加え、さっと煮る。

好みで最後に卵を割り落とし、1〜2分煮てもおいしい。

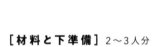

豚ロースとなすのビネガースープ

夏野菜のさっぱりスープ。なすは裂くことで味なじみがよくなります。

しょうゆ
酒
酢
塩

［材料と下準備］ 2〜3人分

豚ロース薄切り肉 … 60g
▶幅2cmに切る

なす … 2本 冷 水 消
▶1本ずつラップで包み、電子レンジで2分ほど加熱する。ラップを外して冷まし、長さを半分に切ってから食べやすい大きさに裂く

トマト … 1/2個 冷 消
▶4等分のくし形切りにしてから斜め半分に切る

A 水 … 500mℓ
しょうゆ … 大さじ1
酒 … 大さじ1/2
鶏がらスープの素（顆粒）… 小さじ1/2

ごま油 … 小さじ1
酢 … 大さじ1/2
塩 … 適量

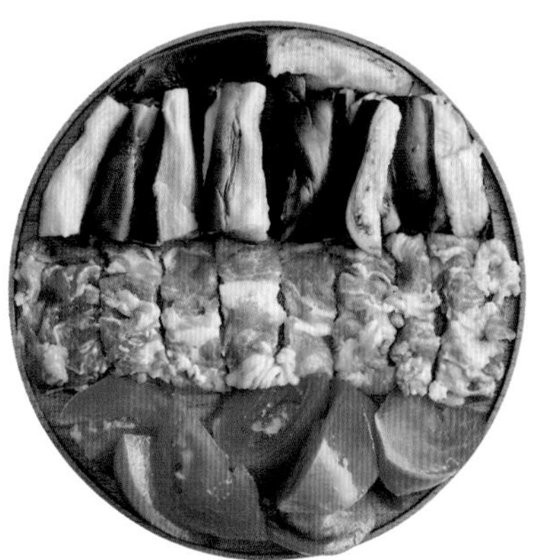

1 鍋にごま油を中火で熱し、豚肉となすを炒める。豚肉の色が変わったらAを加え、煮立ったら強火にして1分ほど煮る。

2 トマトと酢を加えてさっと煮立たせ、塩で味を調える。

 トマトは消化を助け、酢は食欲を増進させるので食欲不振や夏バテのときにも。

豆腐だんごと小松菜のスープ

だんごの豆腐は水きり不要。ふわふわの食感に仕上がります。そこに大根と小松菜を合わせたほっとする味のスープです。

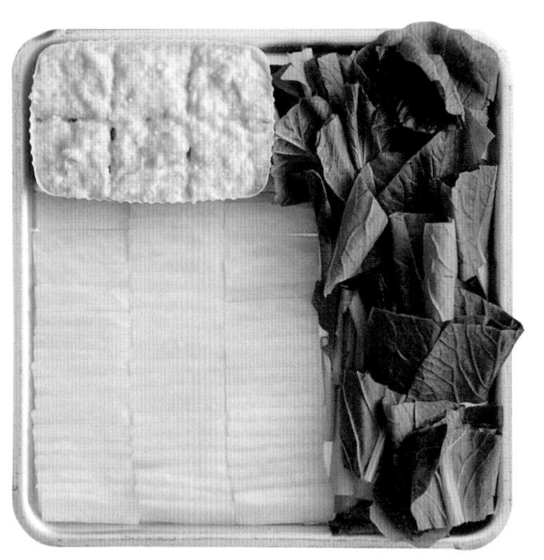

[材料と下準備] 2〜3人分

豆腐だんご
- 鶏胸ひき肉 … 80g
- 絹ごし豆腐 … 1/5丁(80g)
- しょうゆ … 小さじ1
- 酒 … 小さじ1
- 片栗粉 … 小さじ1

▶均一になるまでよく混ぜ、6等分の目安をつける

大根 … 100g 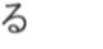 安 消

▶長さ4cmの短冊切りにする

小松菜 … 2株 安 腸

▶長さ4cmに切る

A 水 … 500mℓ
- しょうゆ … 小さじ2
- 鶏がらスープの素(顆粒) … 小さじ1/2

塩 … 適量

1 鍋にAを入れて中火で煮立て、大根を加える。再び煮立ったらスプーン2本を使い、豆腐だんごのたねを1/6量ずつ取って丸めながら入れ、弱めの中火にして4分ほど煮る。

2 小松菜を加え、さらに1分ほど煮て、塩で味を調える。

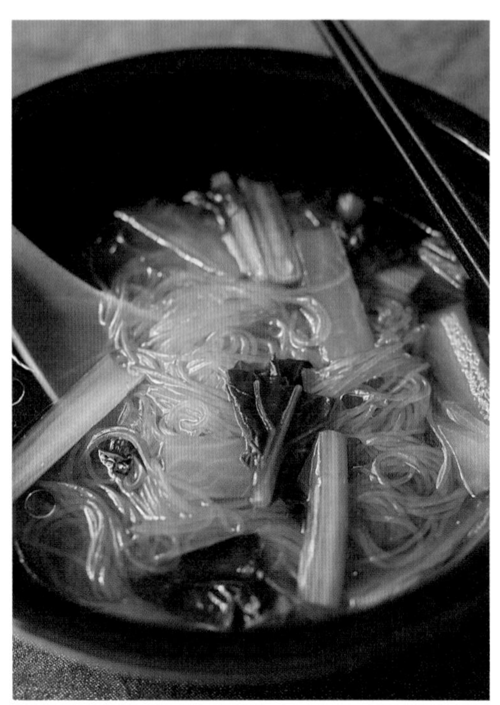

アレンジ **春雨スープ**

スープの1/2量ほどに緑豆春雨30gを加え、春雨がやわらかくなるまで4〜5分煮る。器に盛り、ごま油小さじ1/2をかける。

小松菜の代わりに青梗菜や春菊など好みの青菜で作っても。

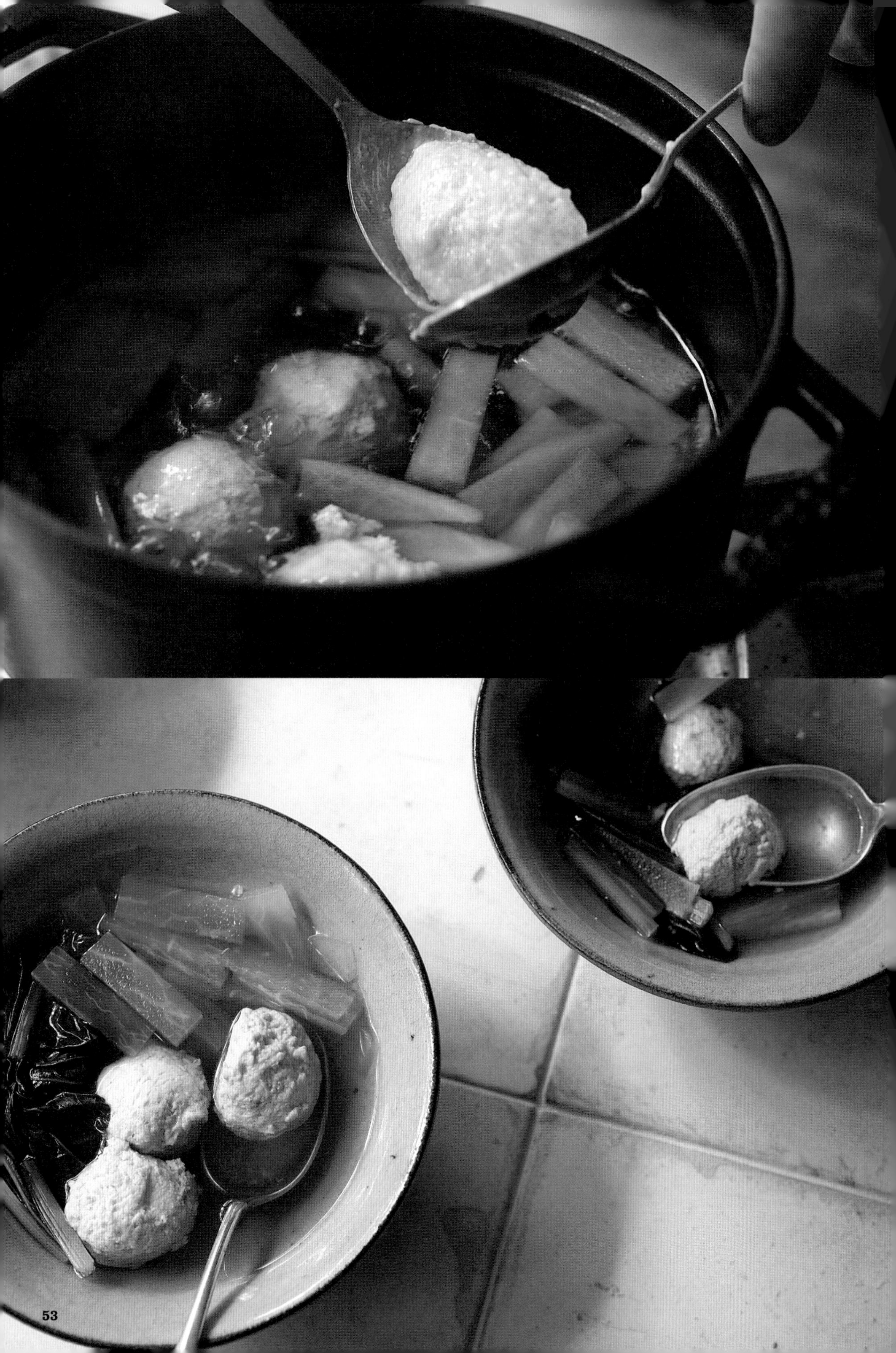

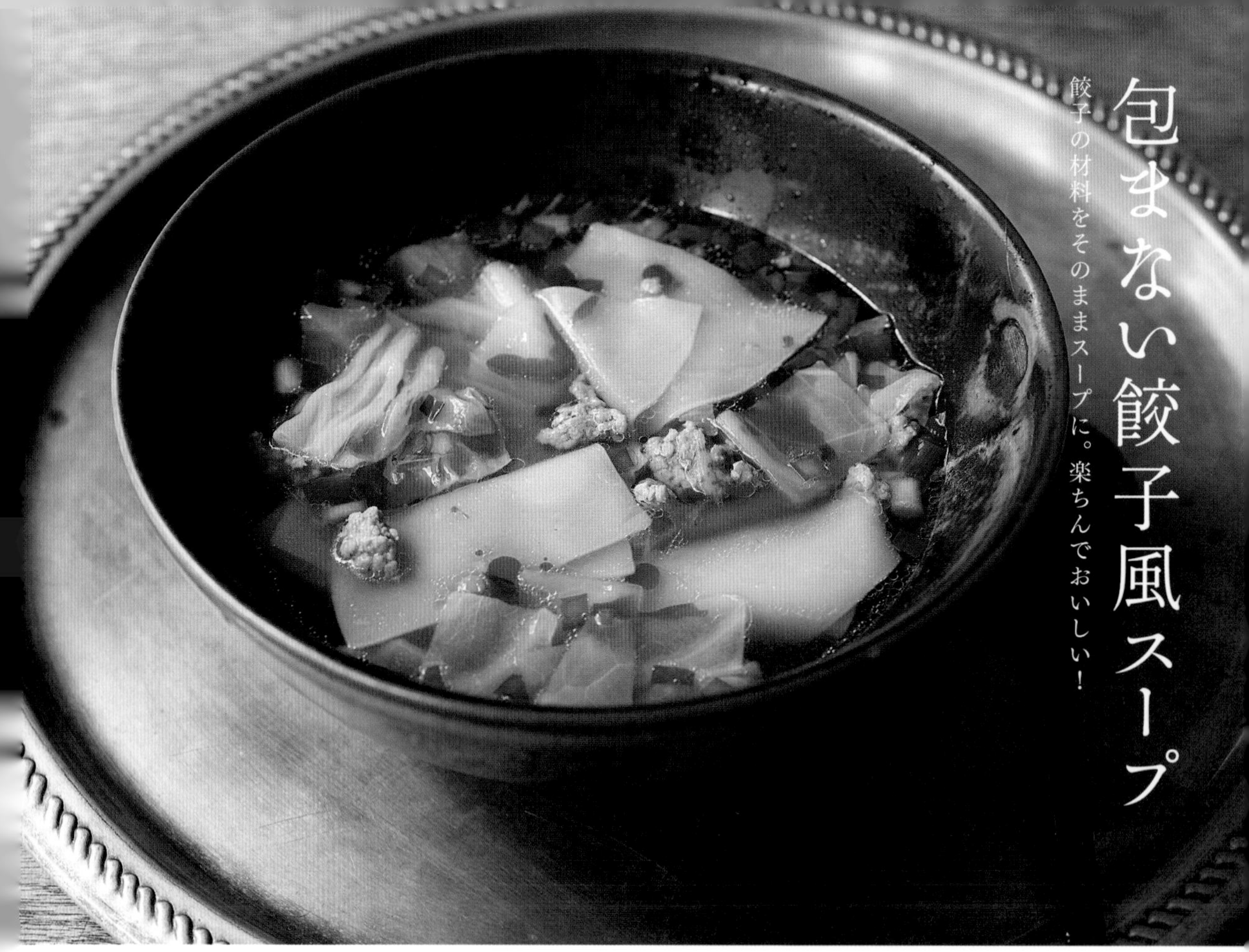

包まない餃子風スープ

餃子の材料をそのままスープに。楽ちんでおいしい！

［材料と下準備］ 2〜3人分

豚ひき肉 … 100g
しょうが（すりおろし）… 大さじ1/2　温　免
にんにく（すりおろし）… 小さじ1/4　温
キャベツ … 葉2枚

▶3cm四方に切る
にら … 2本　温 
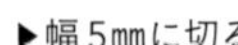
▶幅5mmに切る
餃子の皮 … 4枚
▶4等分に切る
A 水 … 500mℓ
　しょうゆ … 大さじ1
　鶏がらスープの素（顆粒）… 小さじ1/2
　塩 … ふたつまみ
ごま油 … 大さじ1/2
酒 … 大さじ1
こしょう … 適量
ラー油（好みで）… 適量

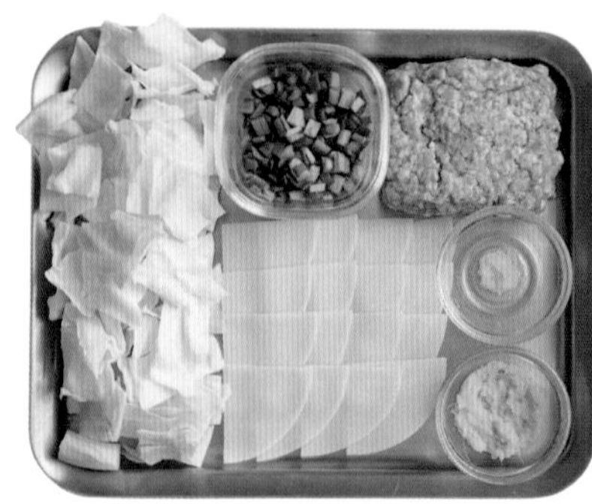

1 鍋にごま油を中火で熱し、ひき肉、しょうが、にんにくを炒める。ひき肉の色が変わってきたらキャベツを加えて酒をふり、ふたをして、ときどき混ぜながら3分ほど蒸し煮にする。

2 キャベツがしんなりとしたらAを加え、煮立ったら再びふたをし、弱火にして10分ほど煮る。中火にしてにらを加え、さらに餃子の皮を1切れずつ加え、ふたをせずに3分ほど煮る。

3 こしょうで味を調え、器に盛ってラー油をかける。

にら、しょうが、にんにくは体を温める作用があるので冷えが気になる方に。
キャベツは白菜でもOK。餃子の皮はくっつきやすいので1切れずつ加えましょう。

ひき肉と里いものとろみ汁

とろみのある上品なスープ。具材によくからみます。

しょうゆ
酒
みりん
砂糖

[材料と下準備] 2〜3人分

豚ひき肉 … 60g
里いも … 小5個 水 消
▶縦半分に切り（大きい場合は4つ割り）、水に5分ほどさらして水けをきる
三つ葉 … 1/2株
▶長さ2cmに切る
A だし汁 … 500mℓ
しょうゆ … 大さじ1
酒 … 大さじ1
みりん … 大さじ1/2
砂糖 … 小さじ1
B 片栗粉 … 大さじ1
水 … 大さじ1
▶溶き混ぜる

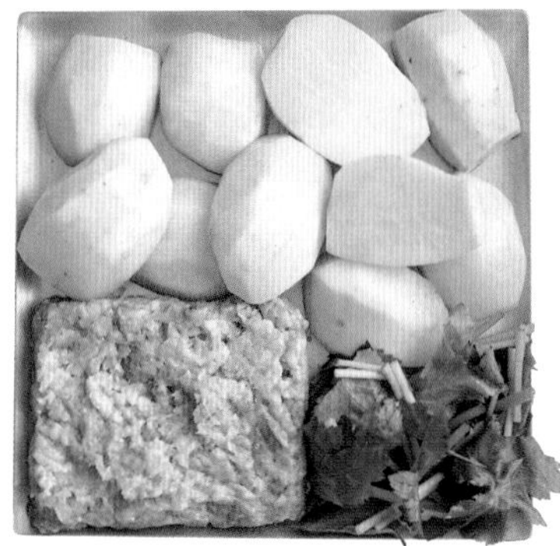

1 鍋を中火で熱し、ひき肉を炒める。8割方色が変わったらAを加える。

2 煮立ったら里いもを加えてふたをし、弱火にして10分ほど煮る。里いもがやわらかくなったら火を止め、Bを加える。再び中火で熱し、混ぜながら30秒〜1分煮立てて、とろみをつける。

3 器に盛り、三つ葉を散らす。

むくみや食欲不振を感じるときに里いもはおすすめです。長いもでも作れます。
トッピングは細ねぎやしょうがなど、好みの薬味で構いません。

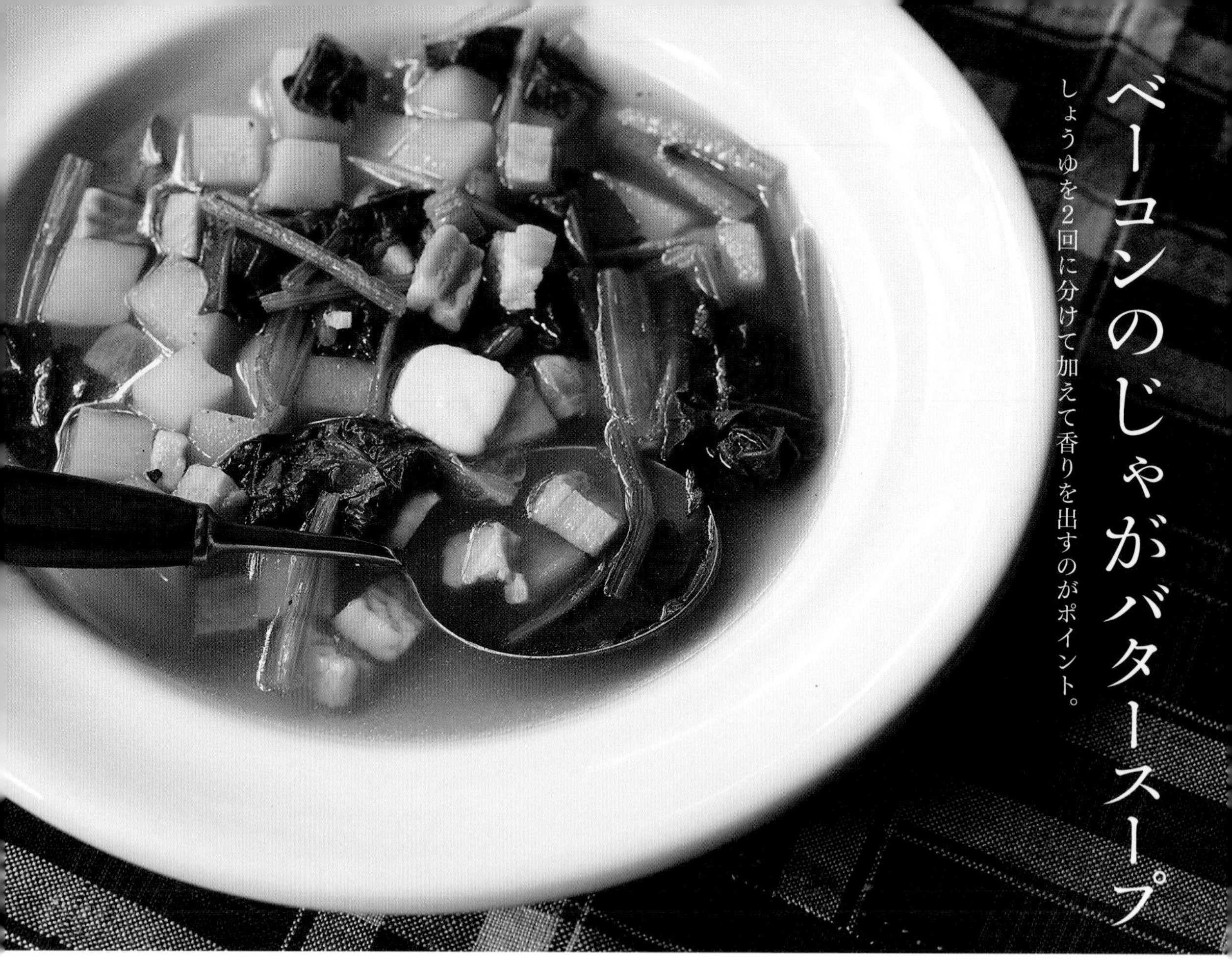

ベーコンのじゃがバタースープ

しょうゆを2回に分けて加えて香りを出すのがポイント。

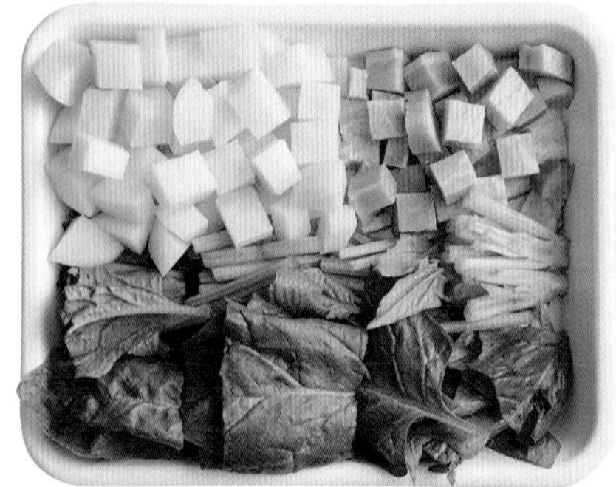

［材料と下準備］ 2〜3人分

ベーコン（ブロック）… 60g
▶1㎝角に切る

じゃがいも … 1個
▶1.5㎝角に切り、水に5分ほどさらして水けをきる

ほうれん草 … 2株 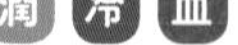

▶長さ4㎝に切り、根元はさらに2〜4つ割りにする

A 水 … 500㎖
しょうゆ … 大さじ1/2
洋風スープの素（顆粒）… 小さじ1/4

オリーブオイル … 小さじ1
しょうゆ … 小さじ1
粗びき黒こしょう … 適量
バター … 適量

1 鍋にオリーブオイルを中火で熱し、ベーコンとじゃがいもを入れ、しょうゆを回しかけて炒める。じゃがいもが透き通ってきたら、ほうれん草を加えて炒め合わせる。

2 ほうれん草がしんなりとしたらAを加え、煮立ったら弱めの中火にして5分ほど煮る。

3 粗びき黒こしょうで味を調え、器に盛ってバターをのせる。

ほうれん草は血液を作り、バターは乾燥から守る働きがあります。ベーコンの代わりにソーセージやハムなどで作っても。

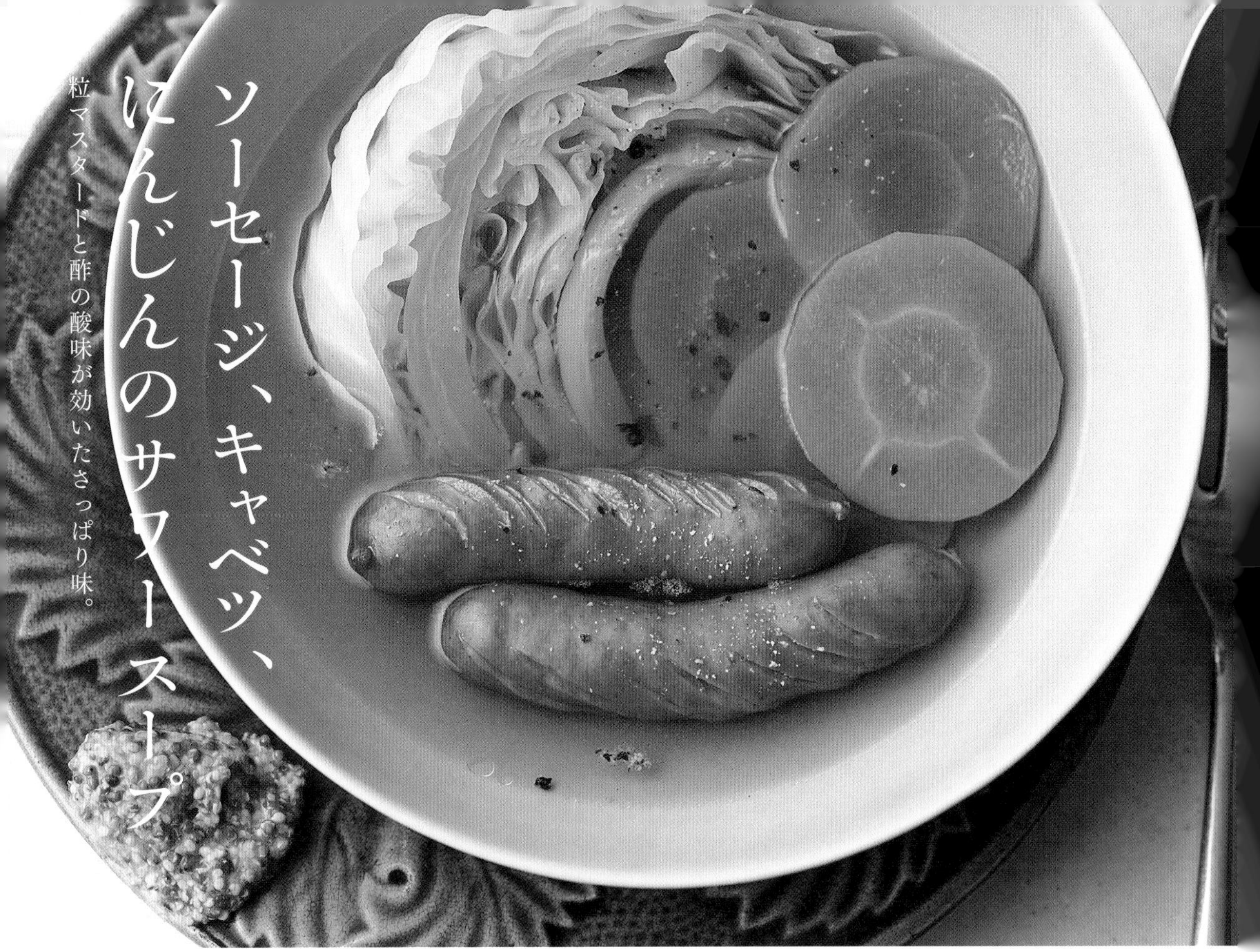

ソーセージ、キャベツ、にんじんのサワースープ

粒マスタードと酢の酸味が効いたさっぱり味。

［材料と下準備］ 2〜3人分

ウインナソーセージ … 4本
▶浅い切り込みを斜めに入れる

キャベツ … 1/4個 消
▶芯をつけたまま3等分のくし形切りにする

にんじん … 1/3本 消
▶厚さ5㎜の輪切りにする

A 水 … 500㎖
ローリエ … 1枚
しょうゆ … 小さじ2
酢 … 小さじ1
洋風スープの素（顆粒）… 小さじ1/2

白ワイン … 50㎖

塩 … 適量

粗びき黒こしょう、粒マスタード（好みで）
… 各適量

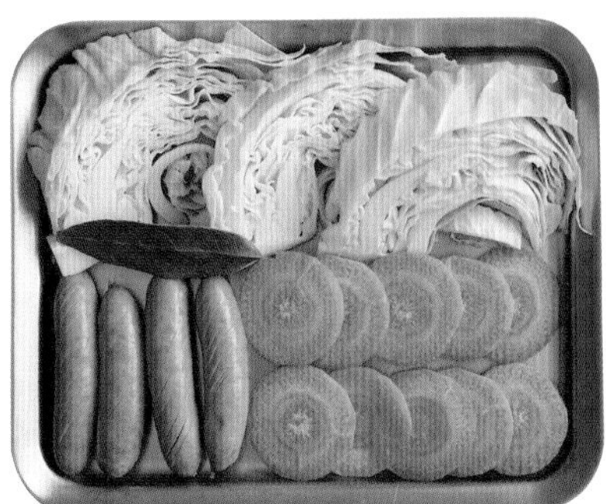

1 鍋にキャベツ、にんじん、ソーセージの順に入れて中火で熱し、白ワインを回しかけて煮立てる。Aを加え、煮立ったらふたをし、弱火にして15分ほど煮る。

2 塩で味を調え、器に盛って粗びき黒こしょうをふり、粒マスタードを添える。

キャベツやにんじんは消化を助けるので胃もたれや食欲不振のときに。
白ワインを酒で代用する場合、酸味が弱まるので味をみて酢の量を調節してください。

たらときのこのかぶおろしスープ

すりおろしたかぶは、お腹にやさしくて、ほかの食材とからみやすくなります。あっさりしたスープですが、具材がエネルギー源になってくれます。

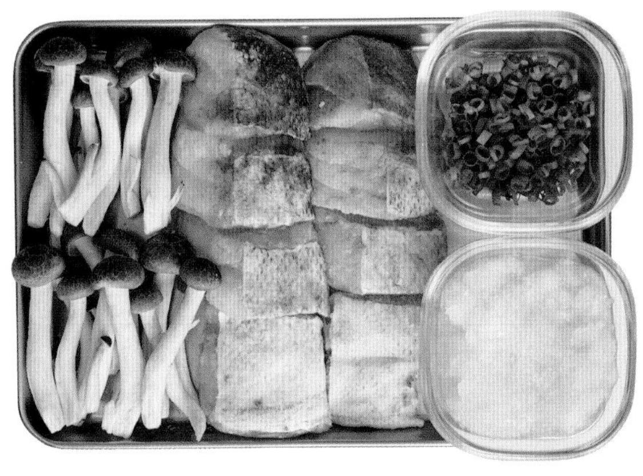

[材料と下準備] 2〜3人分

生だら(切り身)…2切れ 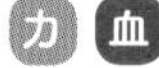
▶4等分に切り、塩・こしょう各少々をふり、片栗粉小さじ2をまぶす

しめじ…1/3パック(50g) 
▶石づきを取ってほぐす

かぶ…1個 力 消
▶すりおろす(汁けはきらない)

細ねぎ…適量
▶小口切りにする

A だし汁…300mℓ
しょうゆ…小さじ1
塩…ふたつまみ

B 片栗粉…小さじ1
水…小さじ1
▶溶き混ぜる

サラダ油…大さじ1
七味唐辛子(好みで)…適量

1. 鍋にサラダ油を中火で熱し、たらの皮目を下にして入れて焼く。焼き色がついたら裏返し、反対側にも焼き色がついたら取り出す。
2. 1の鍋を中火で熱し、しめじを炒める。しんなりとしたらAとかぶの2/3量を加えて煮立て、火を止めてBを加える。再び中火で熱し、混ぜながら30秒〜1分煮立てて、とろみをつける。
3. 器に1のたらを盛り、2のスープを注ぐ。残りのかぶをのせて細ねぎを散らし、七味唐辛子をふる。

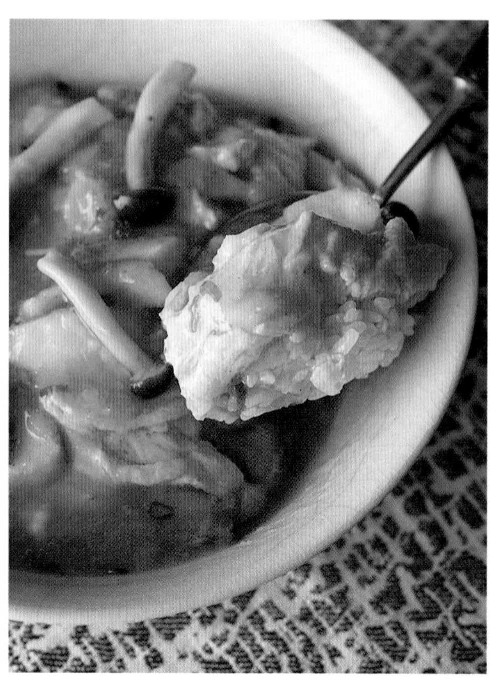

アレンジ あんかけ卵とじ丼

スープの汁150mℓに片栗粉・水各小さじ2を溶いたものを加えてよく混ぜ、熱してとろみをつける。卵2個、スープの具1/2量ほど(たらは身を粗くほぐす)、塩ひとつまみを混ぜ、サラダ油小さじ1/2を中火で熱したフライパンに流し入れて混ぜ、卵が半熟状になるまで焼く。器に温かいご飯150gを盛り、卵とじをのせてあんをかける。

かぶは大根で、しめじは好みのきのこで代用可能です。

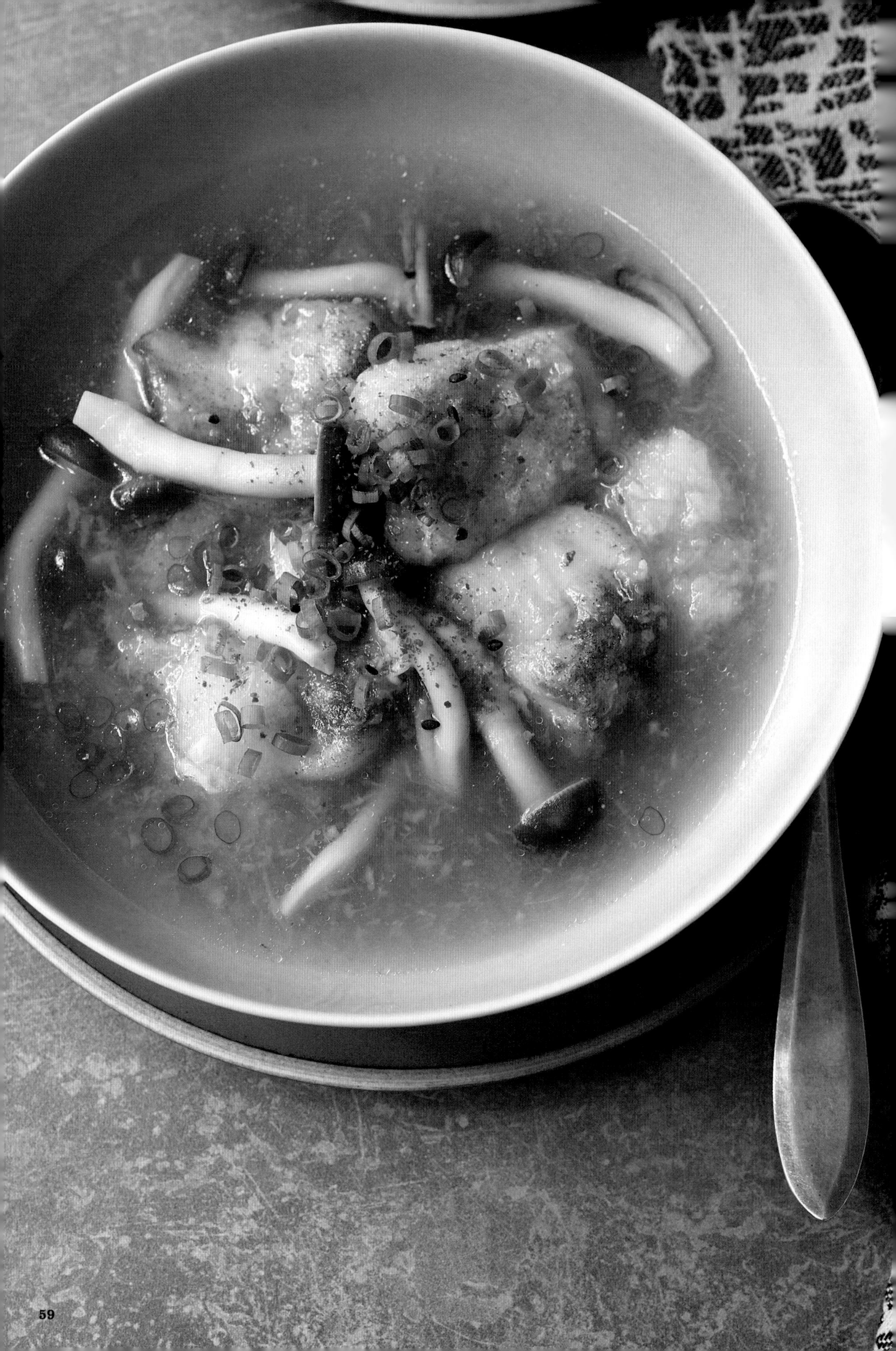

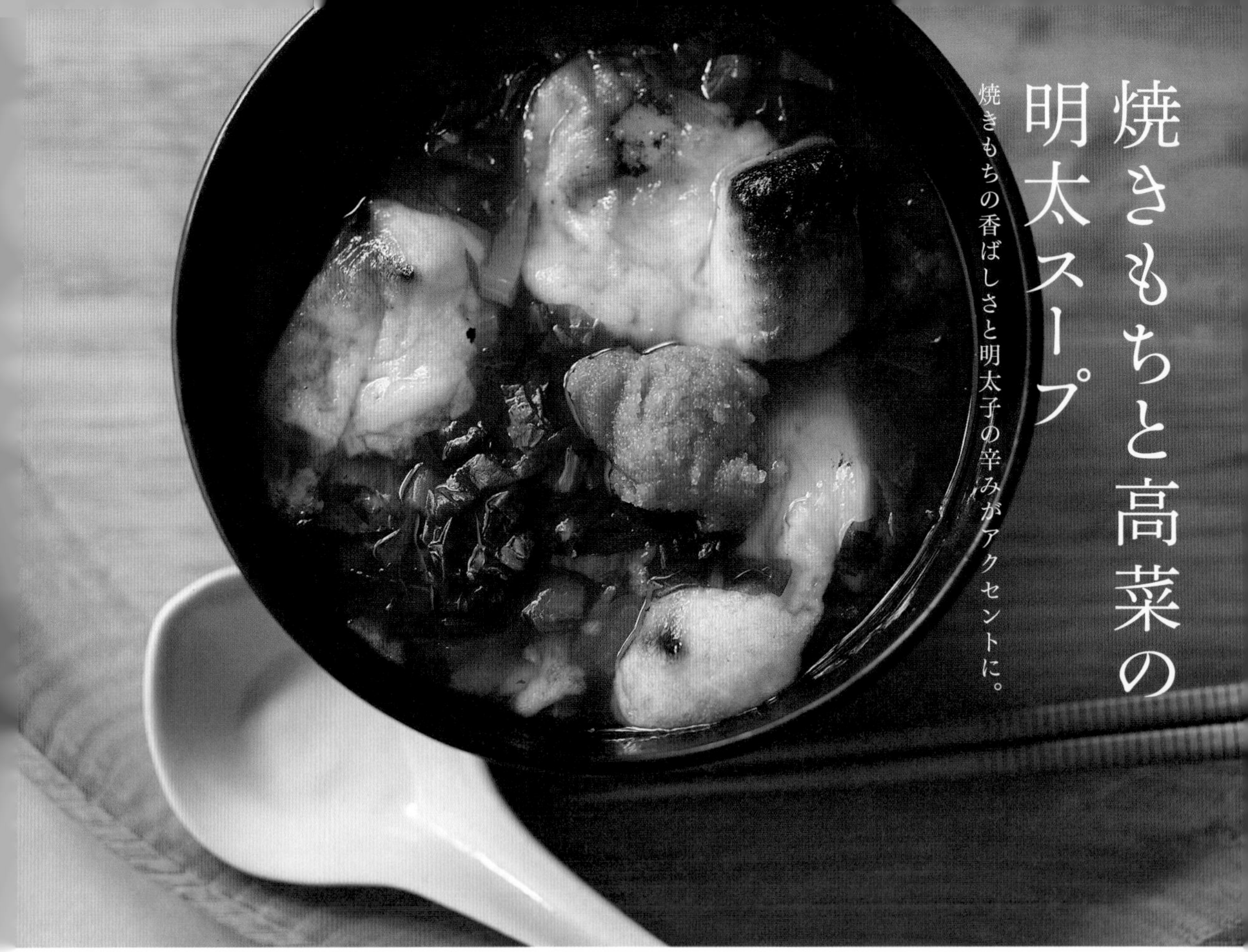

焼きもちと高菜の明太スープ

焼きもちの香ばしさと明太子の辛みがアクセントに。

[材料と下準備] 2〜3人分

辛子明太子 … 1/2腹(20g)
▶包丁の背で中身をしごき出す

高菜漬け … 50g 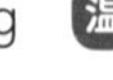
▶粗く刻む

切りもち … 2個 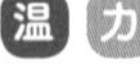 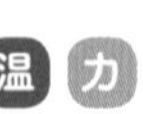
▶4等分に切る

A だし汁 … 400mℓ
　しょうゆ … 小さじ1
　塩 … ふたつまみ

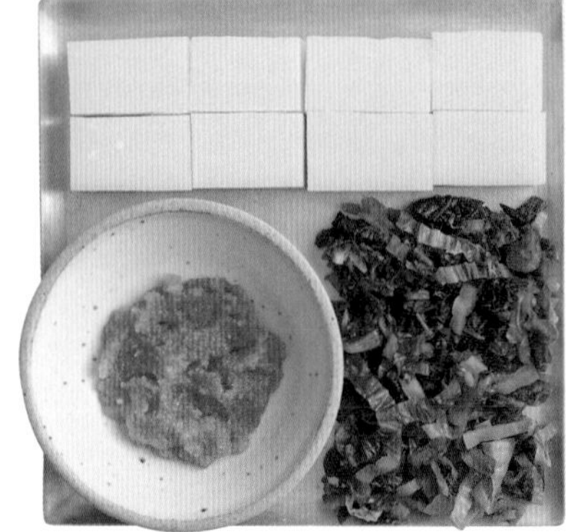

1 もちはオーブントースター(または魚焼きグリル)で焼き色がつくまで焼く。

2 鍋にAと高菜漬けを入れて中火で熱し、煮立ったらもちを加えて1分ほど煮る。

3 器に盛り、明太子をのせる。

高菜漬けの代わりに好みの漬けもので作ってもおいしいです。その場合は味をみて、しょうゆと塩の量を調節してください。

たこ、オクラ、もずくのスープ

混ぜるだけで完成！ 食欲がないときもこれなら食べられます。

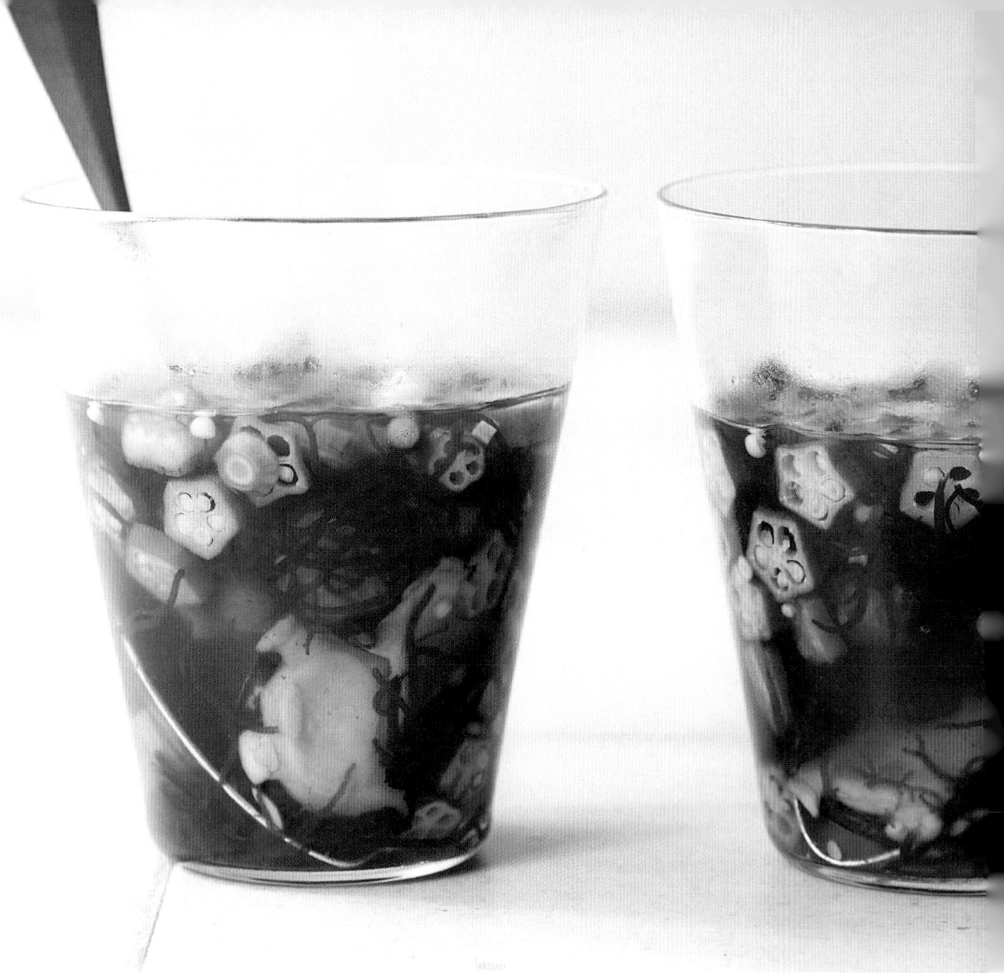

［材料と下準備］ 2～3人分

ゆでだこの足（刺身用）… 50g 冷 
▶薄いそぎ切りにする

オクラ … 8本 腸
▶塩適量をふって転がし、洗って水けをきり、小口切りにする

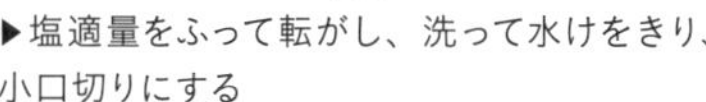

生もずく… 60g 冷 腸
▶食べやすい長さに切る

A 水 … 400mℓ
　しょうゆ … 大さじ1
　酢 … 大さじ1
　砂糖 … 小さじ1

塩 … 適量

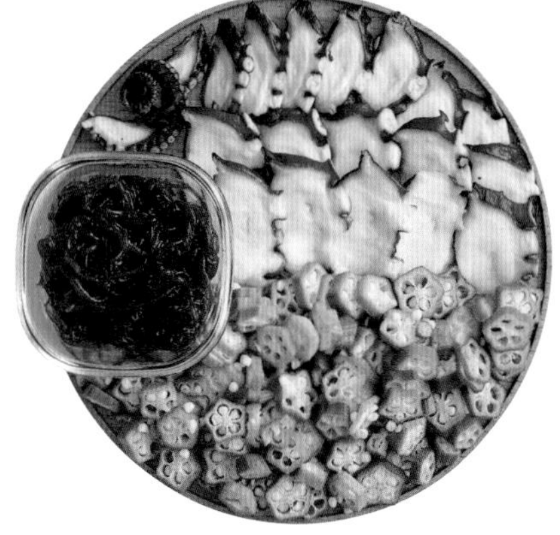

1 耐熱皿にオクラを入れ、ふんわりとラップをして電子レンジで1分ほど加熱し、冷ます。

2 ボウルにAを入れて混ぜ、たこ、オクラ、もずくを加えて混ぜ、塩で味を調える。ラップをして冷蔵室で冷やす。

オクラやもずくのようにぬめりのあるものは、腸のすべりをよくしてくれます。
味つきのもずくを使用する場合は、味をみながら調味料の量を調節してください。

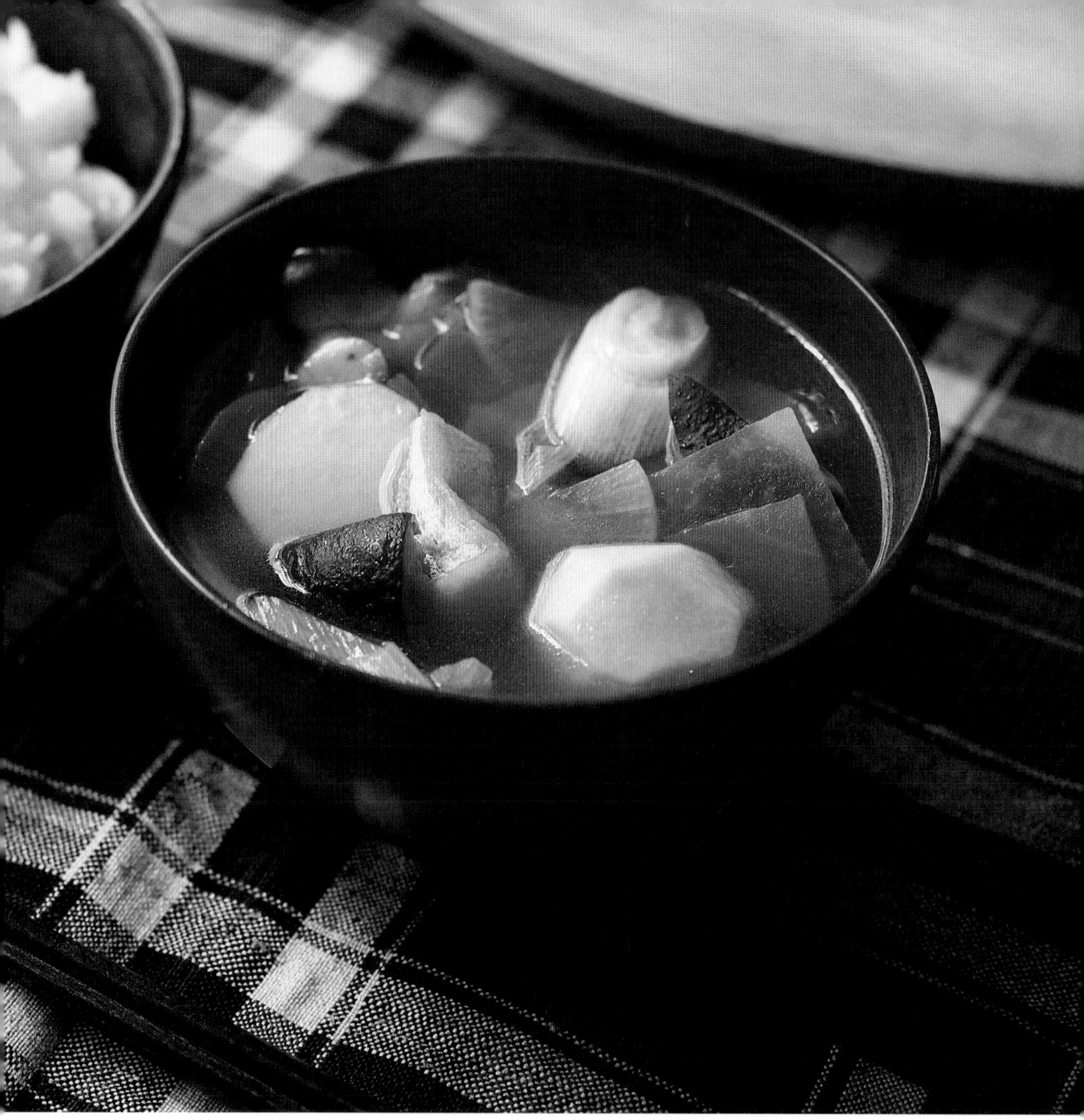

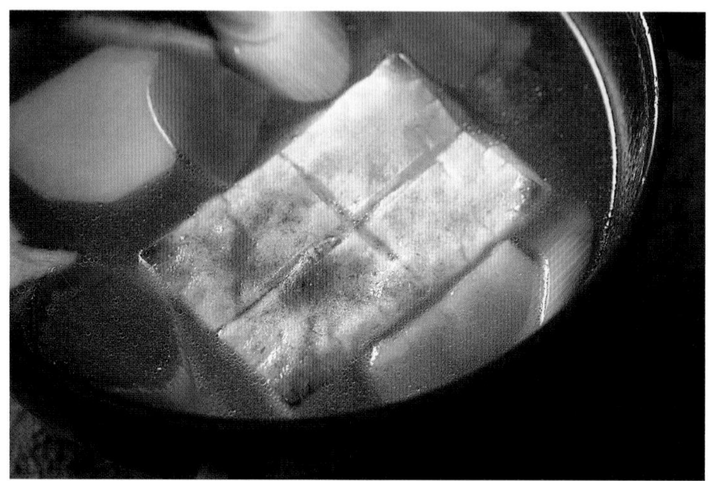

アレンジ

雑煮

スープの1/2量ほどにオーブントースターで焼いた切りもち1個を加え、1分ほど煮る。

肉が入っていなくても食べごたえがあるので、消化に負担をかけたくないときに最適。よく噛んで食べるようにしてください。

具だくさんけんちん汁

肉がなく、植物性の具材ばかりのやさしい味わいですが、食べごたえはしっかり。里いもと大根が水分の代謝を促します。

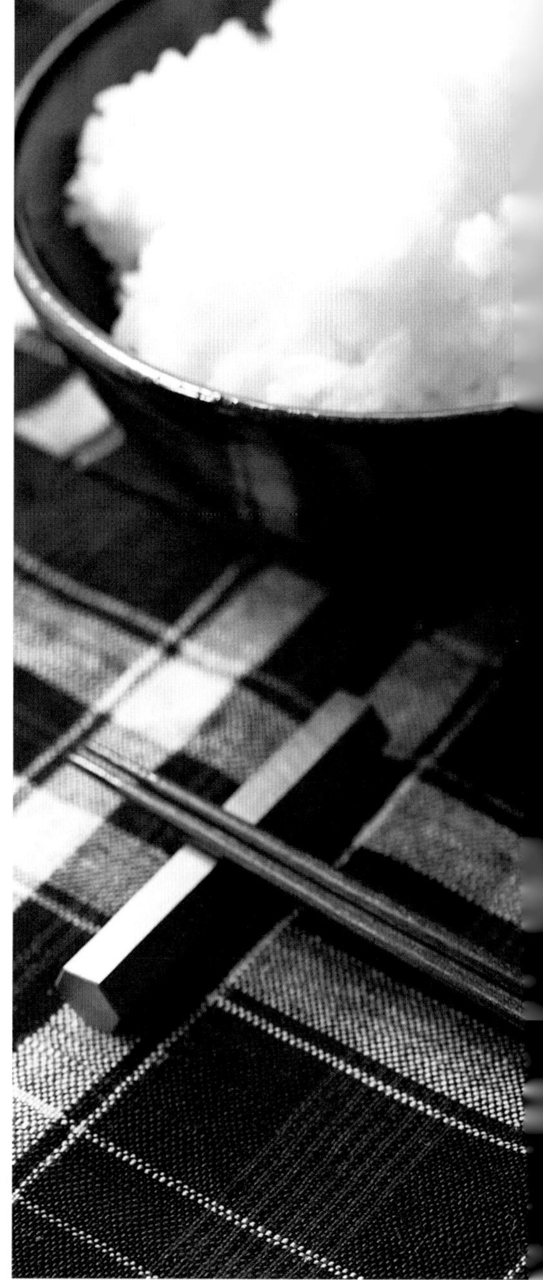

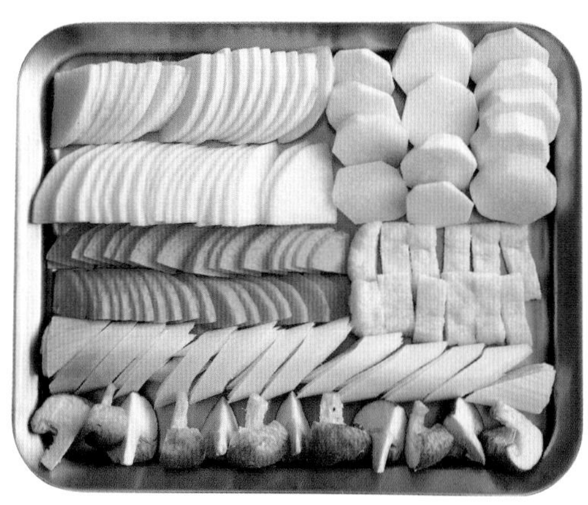

[材料と下準備] 2〜3人分

油揚げ … 1/2枚
▶半分に切ってから幅1cmに切る

里いも … 小3個 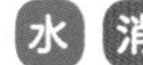
▶厚さ1cmの輪切りにし、水に5分ほどさらして水けをきる

大根 … 100g 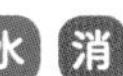
▶厚さ3mmのいちょう切りにする

にんじん … 1/4本 消
▶厚さ3mmのいちょう切りにする

長ねぎ … 1/2本
▶幅1cmの斜め切りにする

しいたけ … 2枚
▶石づきを取って6つ割りにする

A だし汁 … 500mℓ
　酒 … 大さじ1
　しょうゆ … 小さじ2
　みりん … 小さじ1

ごま油 … 大さじ1/2
塩 … 適量

1 鍋にごま油を中火で熱し、油揚げ、里いも、大根、にんじん、長ねぎ、しいたけを炒める。長ねぎがしんなりとしたらAを加える。

2 煮立ったらふたをし、弱火にして10分ほど煮る。野菜がやわらかくなったら、塩で味を調える。

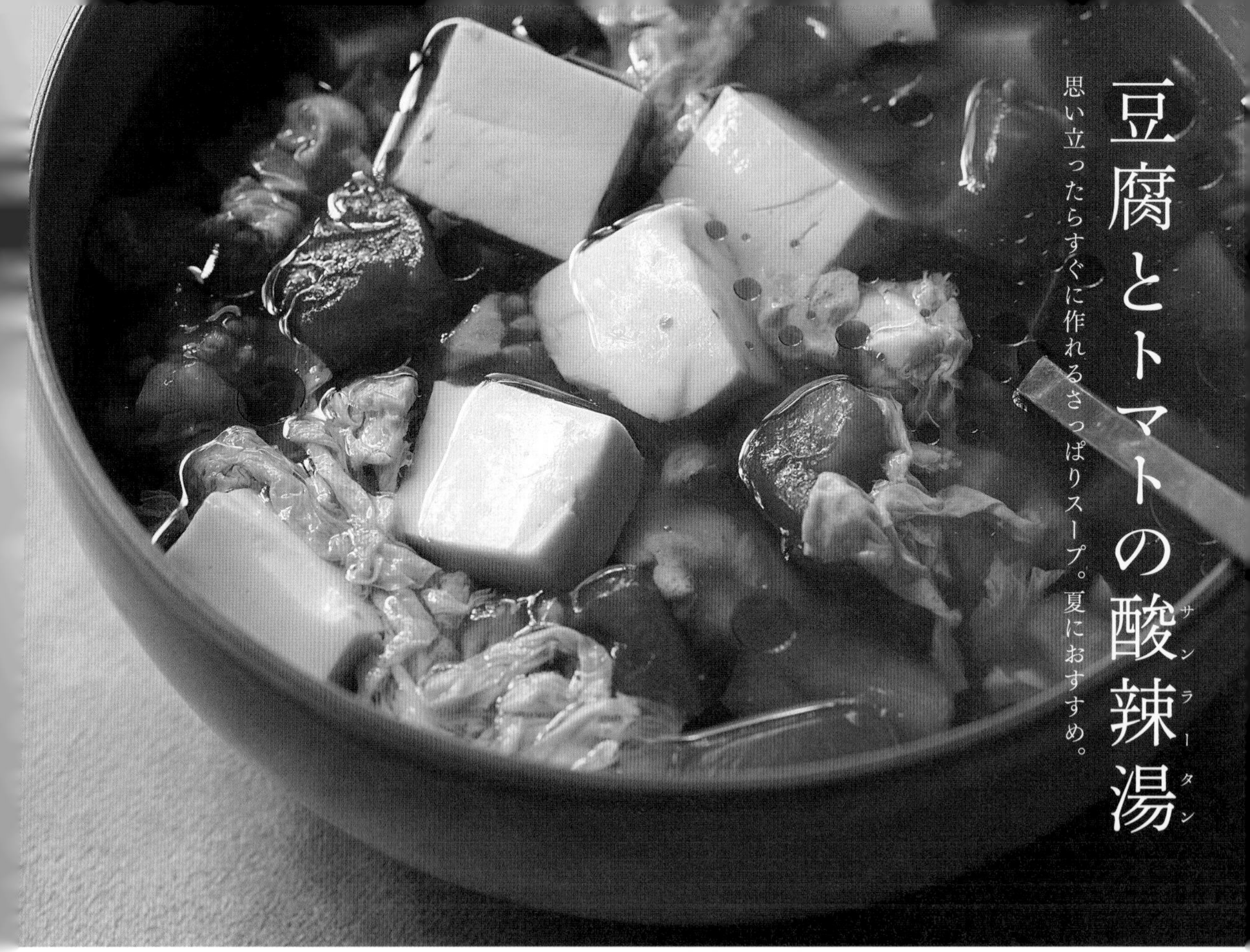

豆腐とトマトの酸辣湯（サンラータン）

思い立ったらすぐに作れるさっぱりスープ。夏におすすめ。

［材料と下準備］ 2〜3人分

卵 … 1個 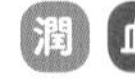

▶溶きほぐす

絹ごし豆腐 … 1/2丁（200g） 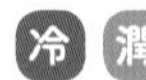

▶2cm角に切る

トマト … 1/2個 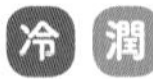

▶1.5cm角に切る

A 水 … 500mℓ
　しょうゆ … 大さじ1
　鶏がらスープの素（顆粒）… 小さじ1/2

酢 … 小さじ2
こしょう … 適量
ラー油（好みで）… 適量

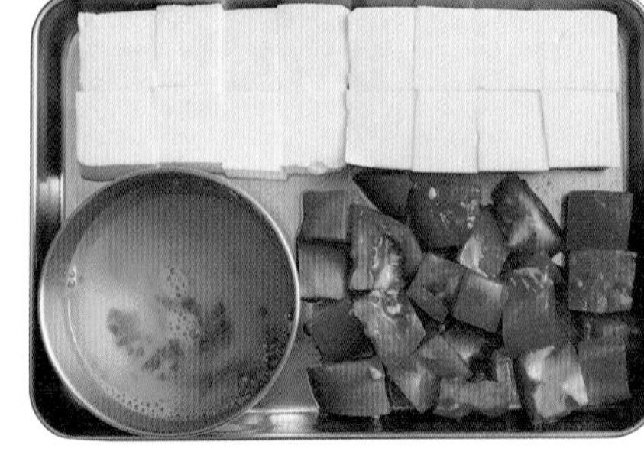

1 鍋にAを入れて中火で煮立て、溶き卵を少しずつ流し入れる。

2 豆腐、トマト、酢を加えて1分ほど煮る。

3 こしょうで味を調えて器に盛り、ラー油をかける。

豚薄切り肉やえのきたけなどを加えると食べごたえがアップします。

桜えびの台湾風豆乳スープ

手軽に作れるので朝食にもぴったり。桜えびが効いています。

しょうゆ
酢
塩

［材料と下準備］ 2人分

桜えび … 大さじ2
味つきザーサイ … 15g
▶粗みじん切りにする
香菜 … 適量
▶幅1cmに切る
A しょうゆ … 小さじ2
酢 … 小さじ2
▶混ぜる
B 豆乳 … 400mℓ 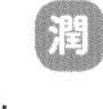

塩 … ひとつまみ

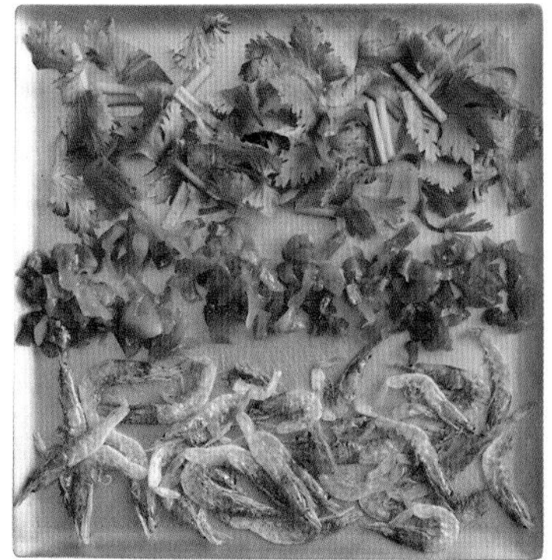

1 2つの器にAを1/2量ずつ入れる。

2 鍋を弱火で熱し、桜えびをさっといる。香りが立ってきたらBを加え、煮立つ直前に火を止める。

3 **2**のスープが熱いうちに**1**の器に等分に注ぎ、ザーサイと香菜をのせる。

豆乳は分離しやすいので煮立てないように温めるのがポイント。
豆乳の味をダイレクトに味わうスープなので、できれば成分無調整のものがおすすめです。

巣ごもりキャベツのスープ

卵を崩して、キャベツによくからめながら食べてください。キャベツの大量消費にも最適です。むくみ予防にも効果あり。

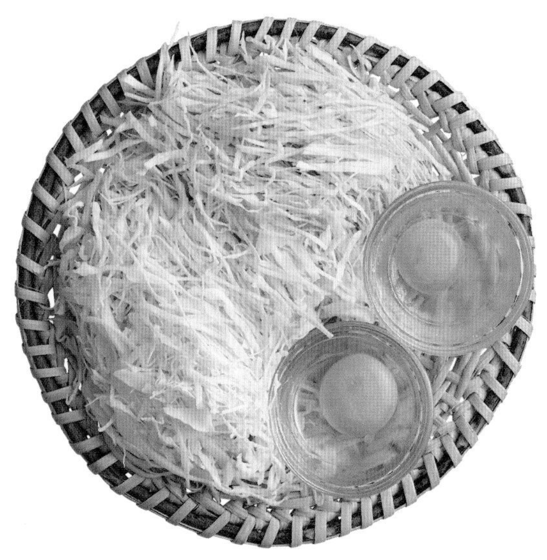

［材料と下準備］ 2人分

卵 … 2個
キャベツ … 1/4個 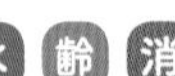
▶せん切りにする
A 水 … 500mℓ
しょうゆ … 小さじ2
洋風スープの素（顆粒）… 小さじ1/2
塩 … 適量
粗びき黒こしょう … 適量

1 鍋にAを入れて中火で煮立て、キャベツを加えてふたをし、弱火にして5分ほど煮る。

2 キャベツを片側に寄せ、あいたところに卵を1個ずつ落とし入れる。再びふたをし、2分〜2分30秒煮て、塩で味を調える。

3 器にキャベツをドーナツ状に盛り、中央に卵をそっとのせる。スープを注ぎ、粗びき黒こしょうをふる。

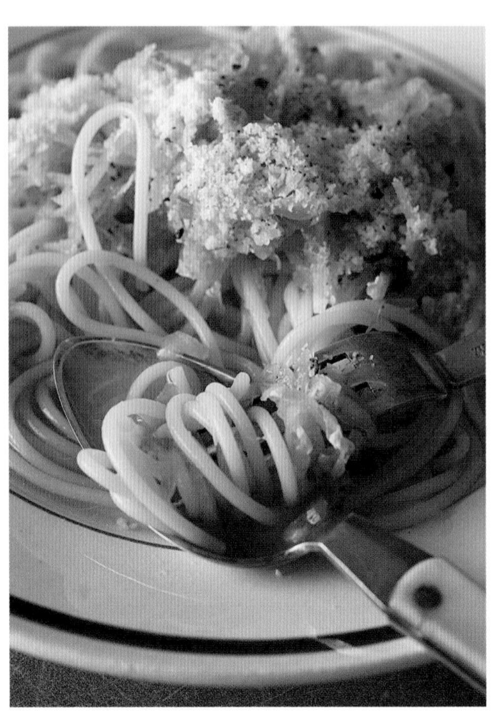

アレンジ **スープパスタ**

塩適量を入れた熱湯でスパゲッティ80gをパッケージの表示どおりにゆでる。スープの1/2量ほどにスパゲッティを加えて温め、器に盛って粉チーズ・粗びき黒こしょう各適量をふる。

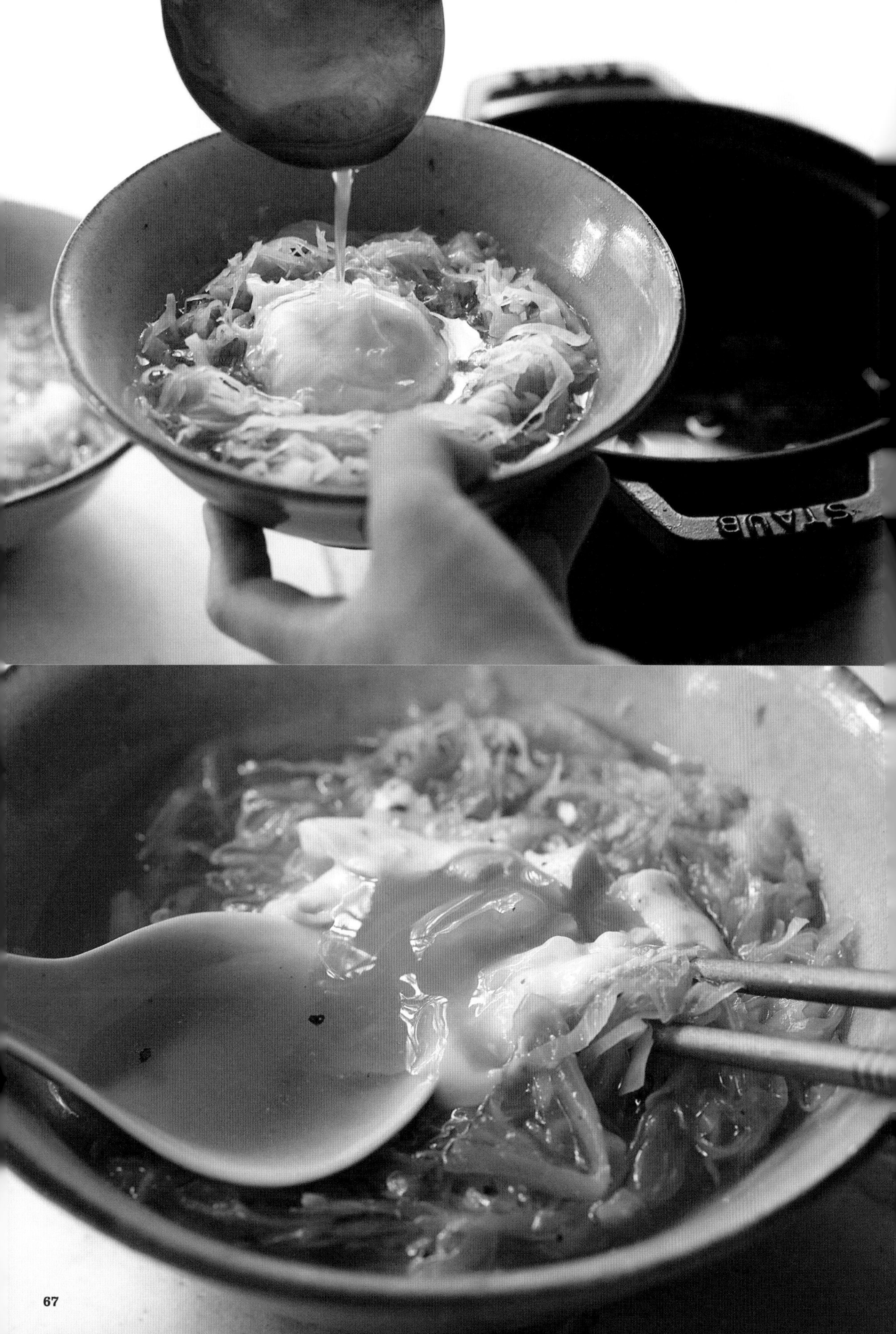
STAUB

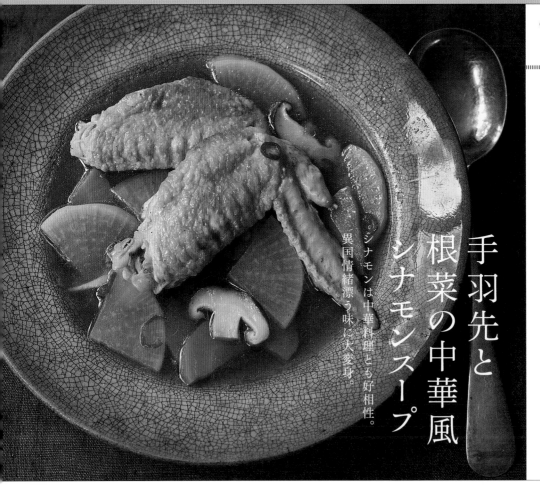

column 2

体にいいシナモンのスープ

手羽先と根菜の中華風シナモンスープ

シナモンは中華料理とも好相性。異国情緒漂う味に大変身。

[材料と下準備] 2～3人分

鶏手羽先 … 4本 温 力
▶骨に沿って切り込みを入れ、塩少々をふる

大根 … 100g 消
▶厚さ5㎜のいちょう切りにする

にんじん … 1/4本 消
▶厚さ5㎜の半月切りにする

しいたけ … 2枚
▶石づきを取り、かさと軸に分けてそれぞれ薄切りにする

A 水 … 500㎖
赤唐辛子(小口切り) … 1本分
しょうゆ … 大さじ1と1/2
砂糖 … 小さじ1

ごま油 … 大さじ1/2

シナモンパウダー … 小さじ1/4 温

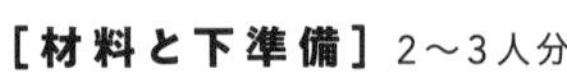

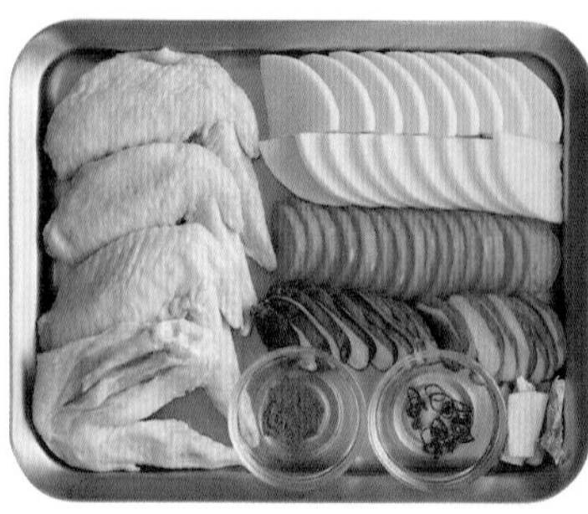

1 鍋にごま油を中火で熱し、手羽先の皮目を下にして入れて焼く。焼き色がついたら大根、にんじん、しいたけのかさと軸、Aを加える。

2 煮立ったらシナモンパウダーを加えてふたをし、弱火にして10分ほど煮る。

手羽先は骨に沿って切り込みを入れることでうまみが出やすくなり、食べる際に肉離れもよくなります。骨つきがおすすめですが、鶏もも肉でもOK。

豚肉と栗のシナモンスープ

具だくさんながらシナモンのおかげで軽やかなあと味に。

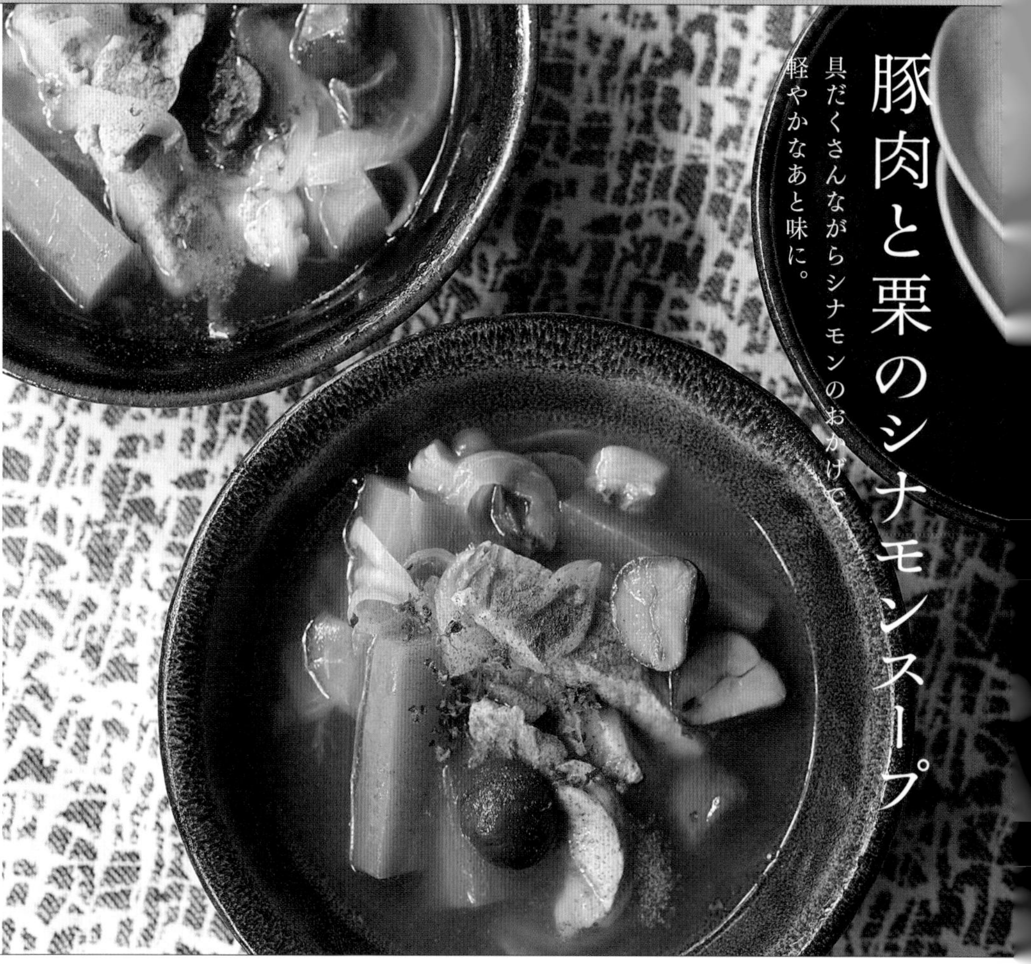

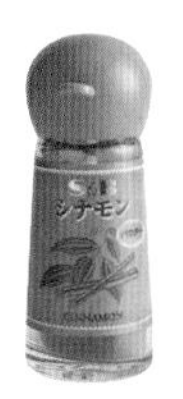

シナモンは「肉桂（ニッケイ）」「桂皮（ケイヒ）」などと呼ばれ、冷え症に対する生薬としても使用されます。しょうがよりも持続的に体を温めるとされ、強い寒気を伴う風邪や慢性的な冷えに効果あり。

[材料と下準備] 2〜3人分

豚ロース肉（とんかつ用）… 1枚（110g） 
▶幅1.5cmに切り、塩小さじ1/3、砂糖小さじ1/4をふって15分ほどおく

にんじん … 1/2本
▶長さ5cmに切り、4つ割り（細い場合は2つ割り）にする

玉ねぎ … 1/4個 
▶薄切りにする

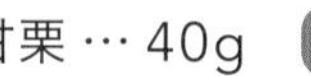
甘栗 … 40g 
▶縦半分に切る

パセリ … 適量
▶みじん切りにする

A 水 … 400mℓ
　洋風スープの素（顆粒）… 小さじ1/4

オリーブオイル … 小さじ1

白ワイン … 大さじ1

シナモンパウダー … 適量 

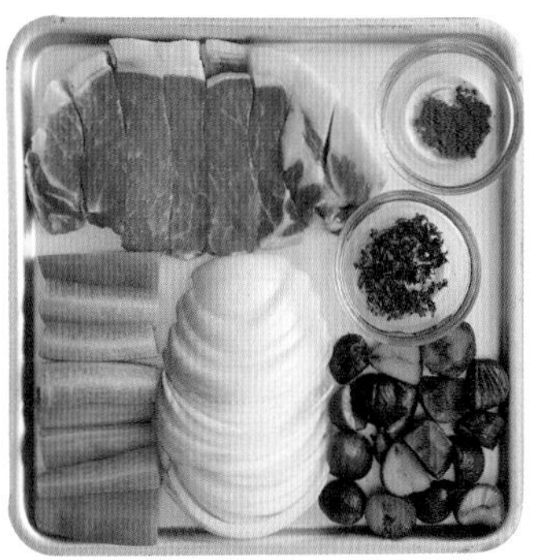

1. 鍋にオリーブオイルを中火で熱し、にんじんと玉ねぎを炒める。玉ねぎがしんなりとしたら豚肉と白ワインを加え、煮立ったらAを加える。
2. 煮立ったらふたをし、弱火にして15分ほど煮て、甘栗を加える。
3. 器に盛り、パセリを散らしてシナモンパウダーをふる。

 豚肉の代わりに鶏もも肉で作っても構いません。

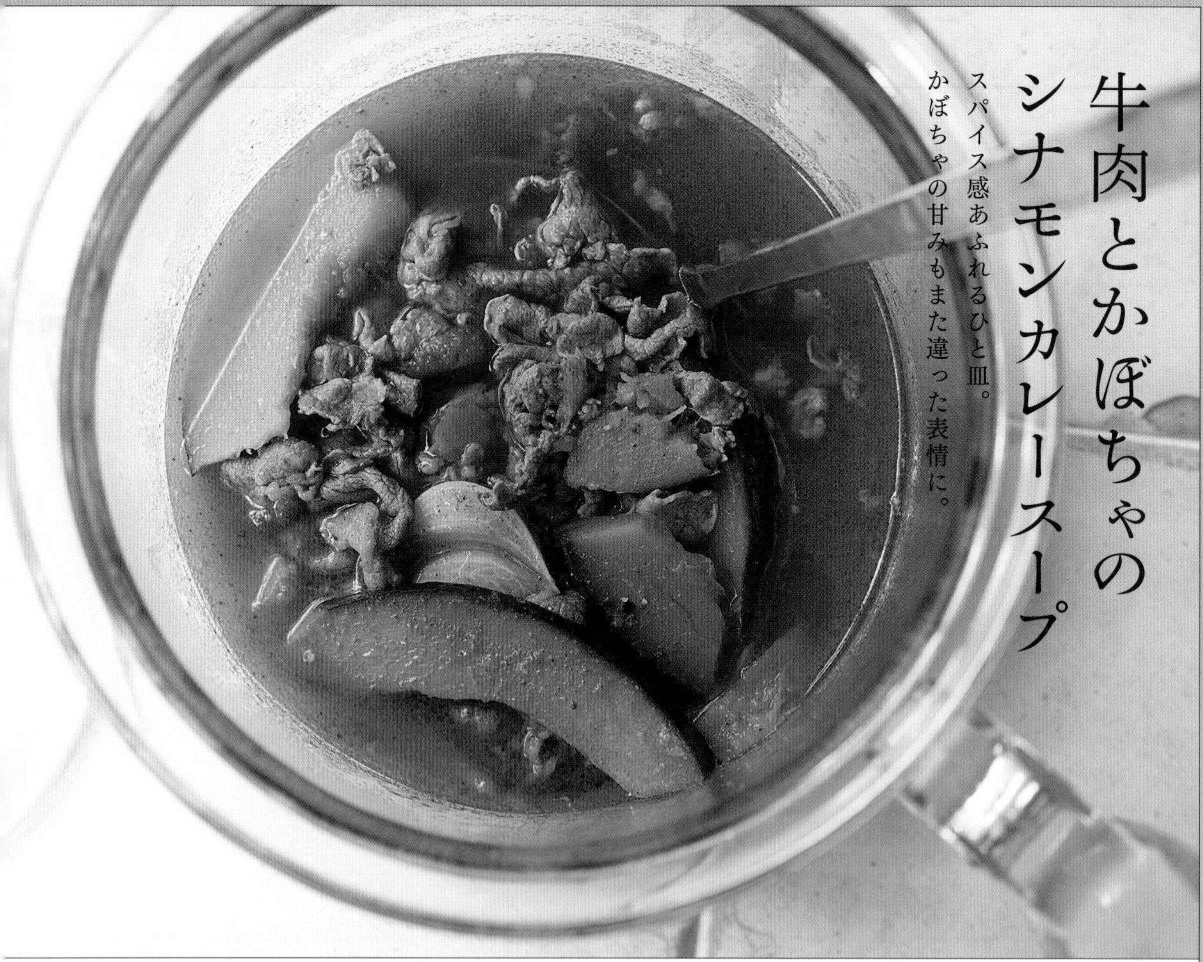

牛肉とかぼちゃのシナモンカレースープ

スパイス感あふれるひと皿。
かぼちゃの甘みもまた違った表情に。

［材料と下準備］ 2～3人分

牛切り落とし肉 … 80g 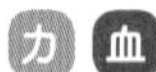
▶大きい場合は食べやすい大きさに切る

かぼちゃ … 1/8個（180g） 温 力
▶長さを半分に切り、幅1cmに切る

にんにく … 1かけ 温
▶縦半分に切り、包丁の腹を当ててつぶす

A 水 … 400mℓ
酒 … 大さじ1
しょうゆ … 小さじ2
みりん … 大さじ1/2
鶏がらスープの素（顆粒）… 小さじ1/2

B カレー粉 … 小さじ1
シナモンパウダー … 小さじ1/3 温

塩、粗びき黒こしょう … 各適量

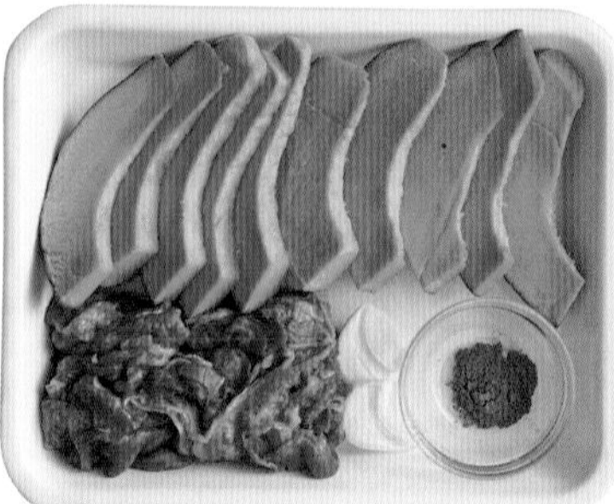

1 鍋にAを入れて中火で煮立て、牛肉、かぼちゃ、にんにくを加える。再び煮立ったらふたをし、弱火にして4～5分煮る。

2 かぼちゃがやわらかくなったらBを加えてさっと煮、塩、粗びき黒こしょうで味を調える。

かぼちゃは冬至に食べる習慣があるほど体を温めるとされる野菜なので、冷えが気になるときにも。

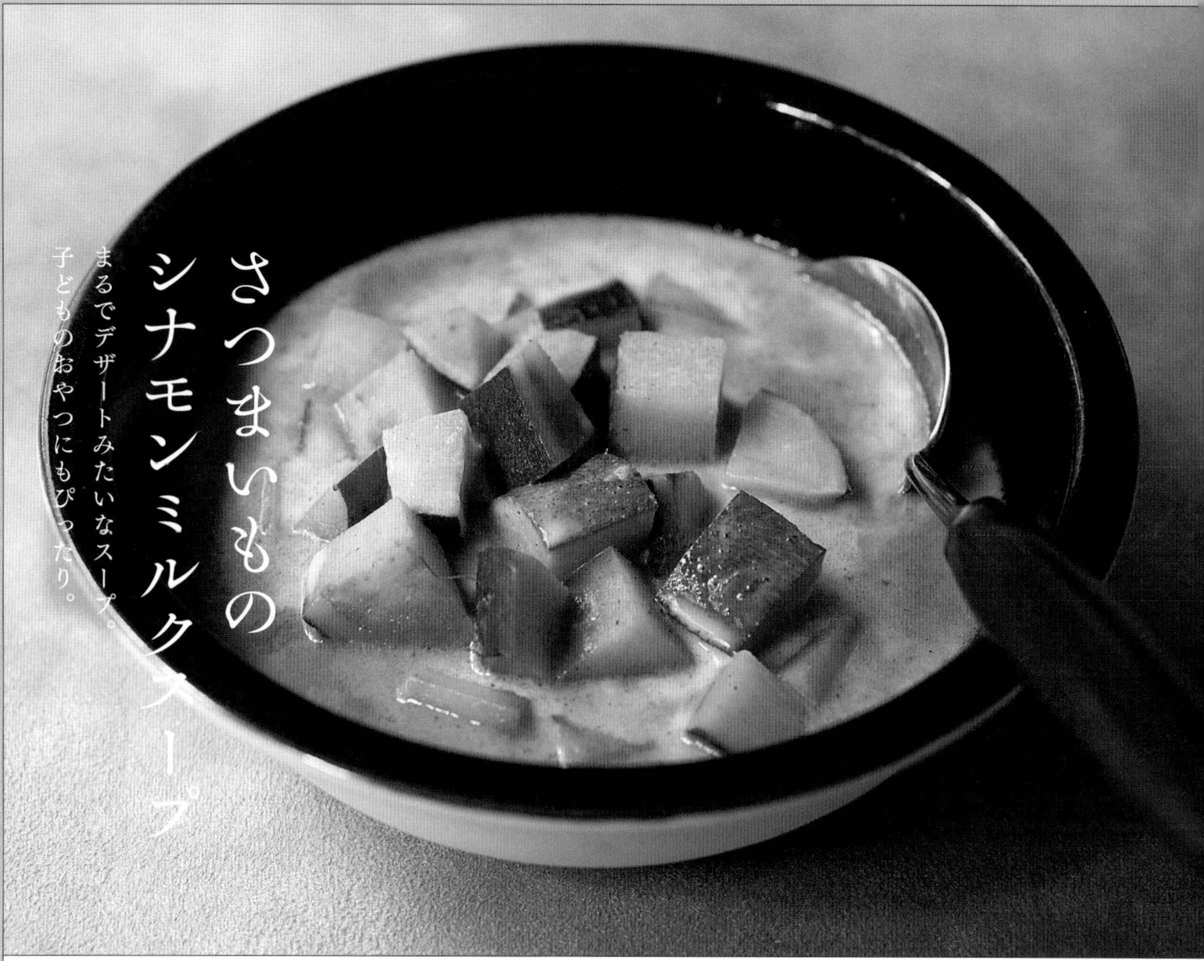

さつまいものシナモンミルクスープ

まるでデザートみたいなスープ。
子どものおやつにもぴったり。

［材料と下準備］ 2〜3人分

さつまいも…1/2本（150g） 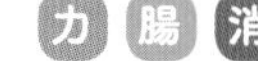

▶皮つきのまま2cm角に切り、水に10分ほどさらして水けをきる

A 水…200mℓ
　砂糖…小さじ1/2
　シナモンパウダー…小さじ1/4 温
　塩…ふたつまみ

バター…10g

砂糖…小さじ1

牛乳…100mℓ

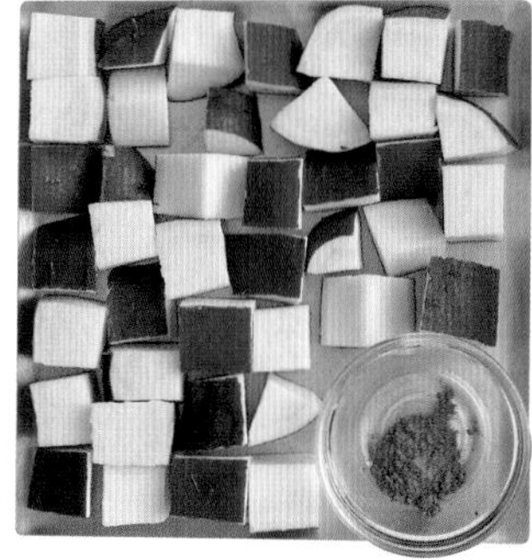

1 鍋にバターを中火で溶かし、さつまいもと砂糖を入れ、あまり触らずに薄く焼き色がつくまで焼く。

2 Aを加え、煮立ったら弱めの中火にして3〜4分煮る。さつまいもがやわらかくなったら牛乳を加え、温める。

さつまいもはパワーを補給し、消化の力を高めて便通を促してくれるので、疲れやすい方や便秘気味の方におすすめ。

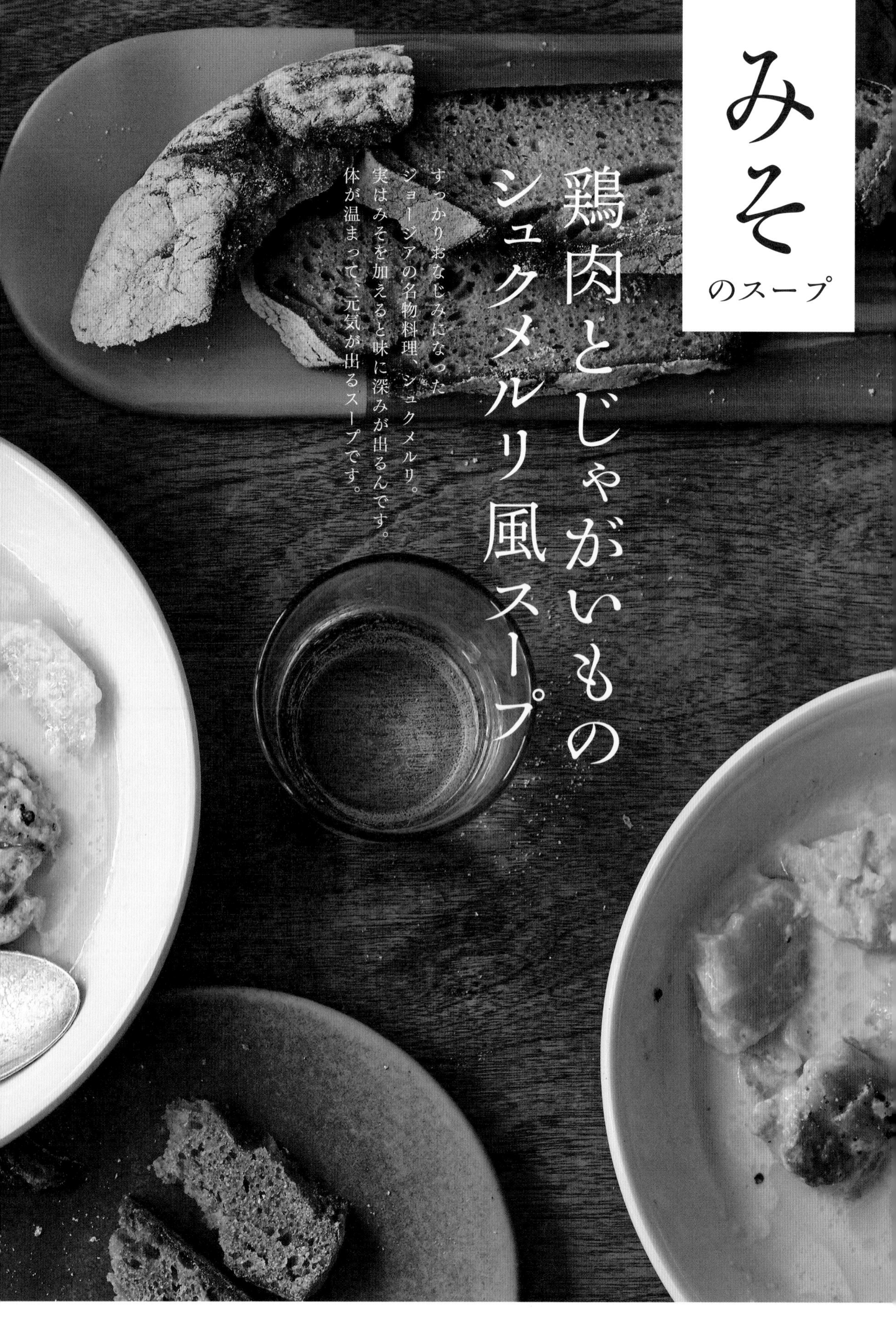

みそのスープ

鶏肉とじゃがいものシュクメルリ風スープ

すっかりおなじみになったジョージアの名物料理、シュクメルリ。実はみそを加えると味に深みが出るんです。体が温まって、元気が出るスープです。

にんにくはためらわず、たっぷりと加えてください。アレンジのマカロニはフェットチーネなどの太いスパゲッティに代えても合います。

みそ
塩
こしょう

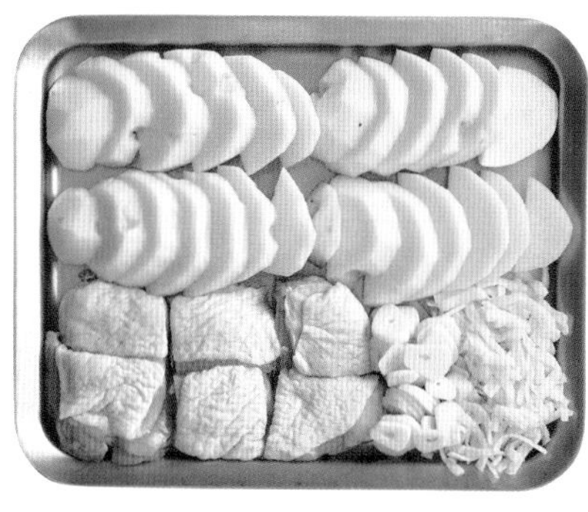

[材料と下準備] 2〜3人分

鶏もも肉 … 1/2枚（150g） 温 カ
▶ひと口大に切り、塩少々をふる

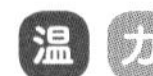

にんにく … 3かけ 温
▶薄切りにする

じゃがいも … 2個 カ
▶厚さ7mmの半月切りにする（水にさらさない）

ピザ用チーズ … 30g
A みそ … 小さじ4
　塩 … ふたつまみ
オリーブオイル … 大さじ1
牛乳 … 400mℓ
粗びき黒こしょう … 適量

1. 鍋にオリーブオイルとにんにくを入れて弱火で熱し、香りが立ったら鶏肉の皮目を下にして入れて中火で焼く（にんにくが焦げそうになったら鶏肉の上にのせる）。
2. 鶏肉に焼き色がついたら、じゃがいもと牛乳を加える。煮立ったらAを加えて混ぜ、弱めの中火にして6〜7分煮る。
3. じゃがいもがやわらかくなったらピザ用チーズを加えて溶かし、器に盛って粗びき黒こしょうをふる。

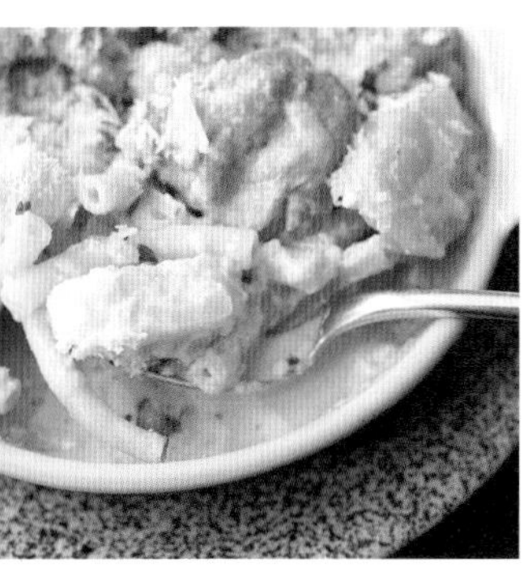

アレンジ

マカロニグラタン

塩適量を入れた熱湯でマカロニ60gをパッケージの表示どおりにゆで、耐熱容器に入れる。スープの1/2量ほどをかけ、パン粉大さじ2をふる。240℃に予熱したオーブンで7〜8分焼き、みじん切りにしたパセリ適量を散らす。

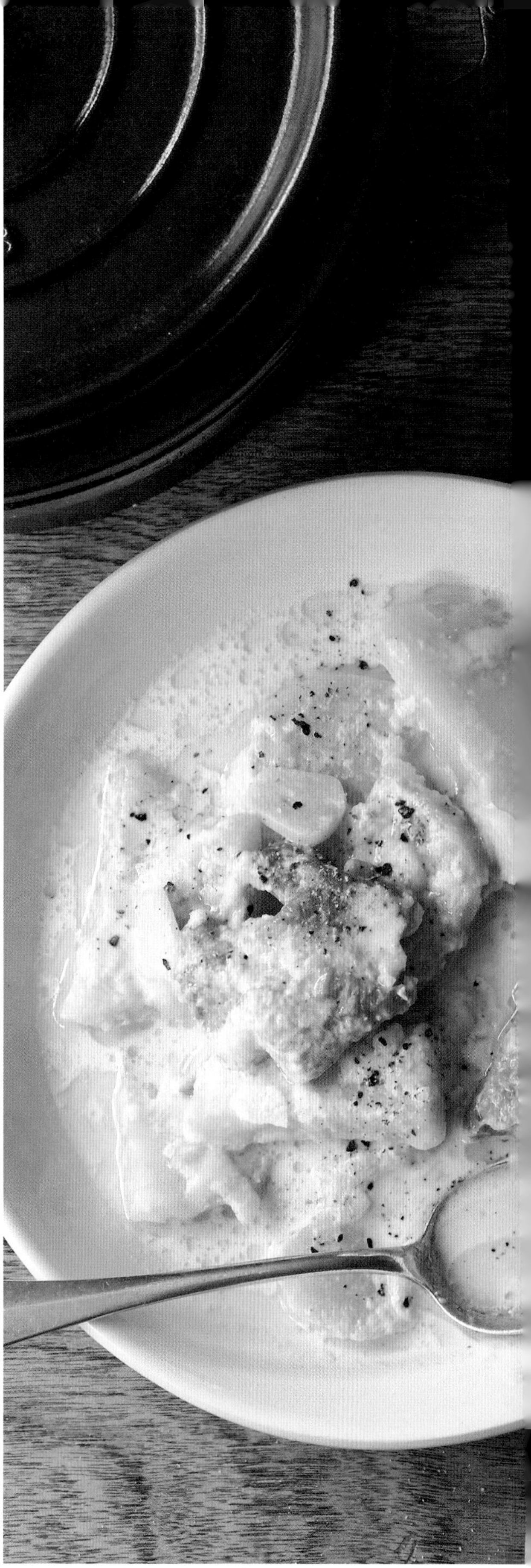

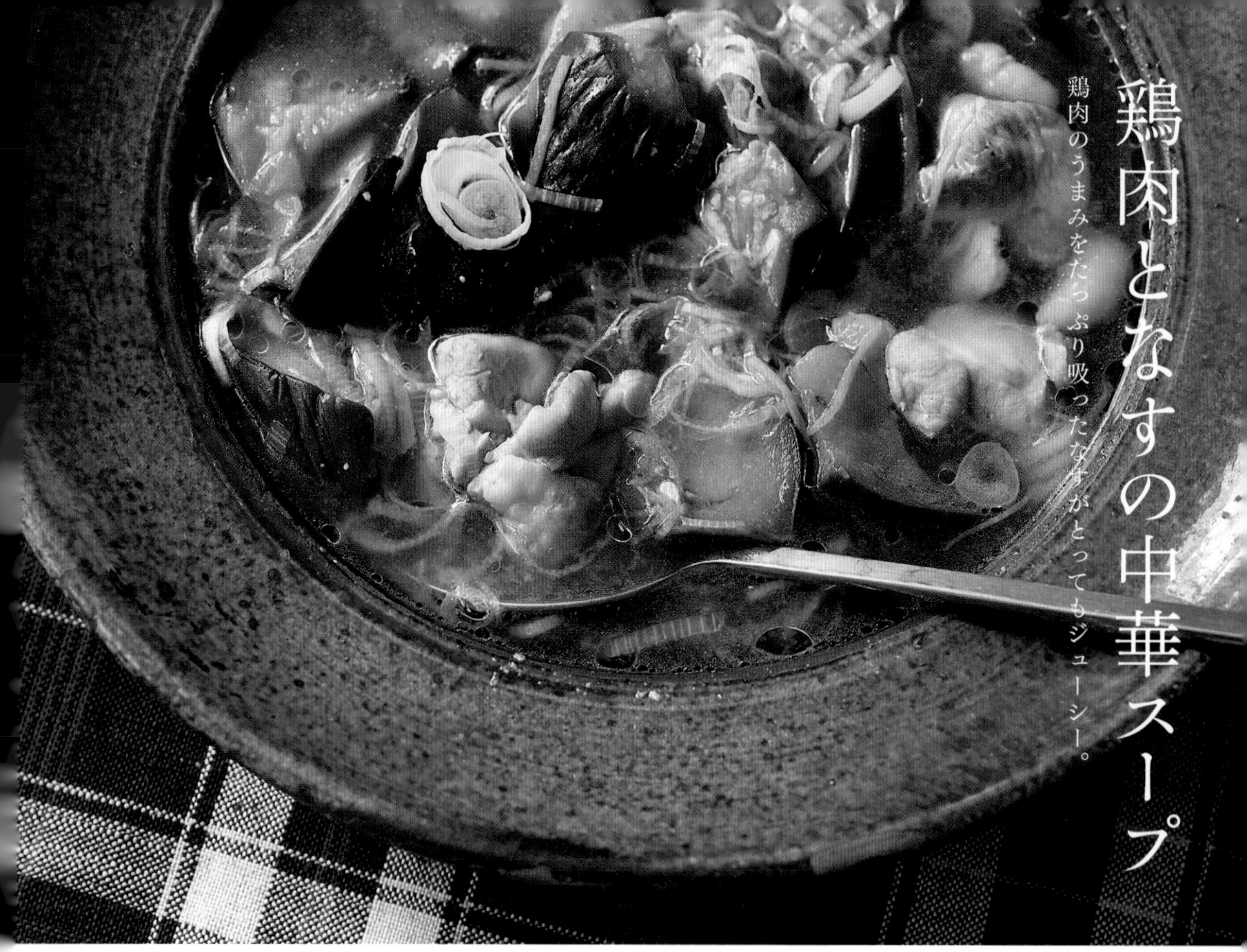

鶏肉となすの中華スープ

鶏肉のうまみをたっぷり吸ったなすがとってもジューシー。

［材料と下準備］ 2～3人分

鶏もも肉 … 1/2枚（150g） 
▶2cm角に切る

なす … 2本
▶小さめの乱切りにする

しょうが … 1かけ 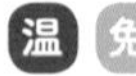
▶せん切りにする

長ねぎ … 1/2本 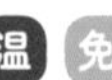
▶小口切りにする

A 水 … 500mℓ
　みそ … 小さじ2
　しょうゆ … 小さじ1と1/2
　鶏がらスープの素（顆粒）… 小さじ2/3

ごま油 … 小さじ2+適量

こしょう … 適量

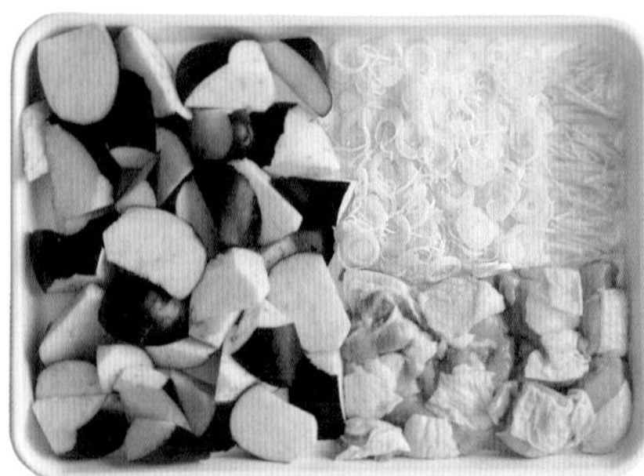

1 鍋にごま油小さじ2を強めの中火で熱し、鶏肉、なす、しょうがを炒める。なすがしんなりとしたら、すべてを取り出す。

2 1の鍋にAを入れて強火で煮立て、1を戻し入れて2分ほど煮る。長ねぎを加えてさっと煮立て、こしょうで味を調える。

3 器に盛り、ごま油適量をかける。

先に強めの中火で炒めることでなすの色が抜けにくくなり、鮮やかに仕上がります。鶏肉の代わりに豚肉で作っても。

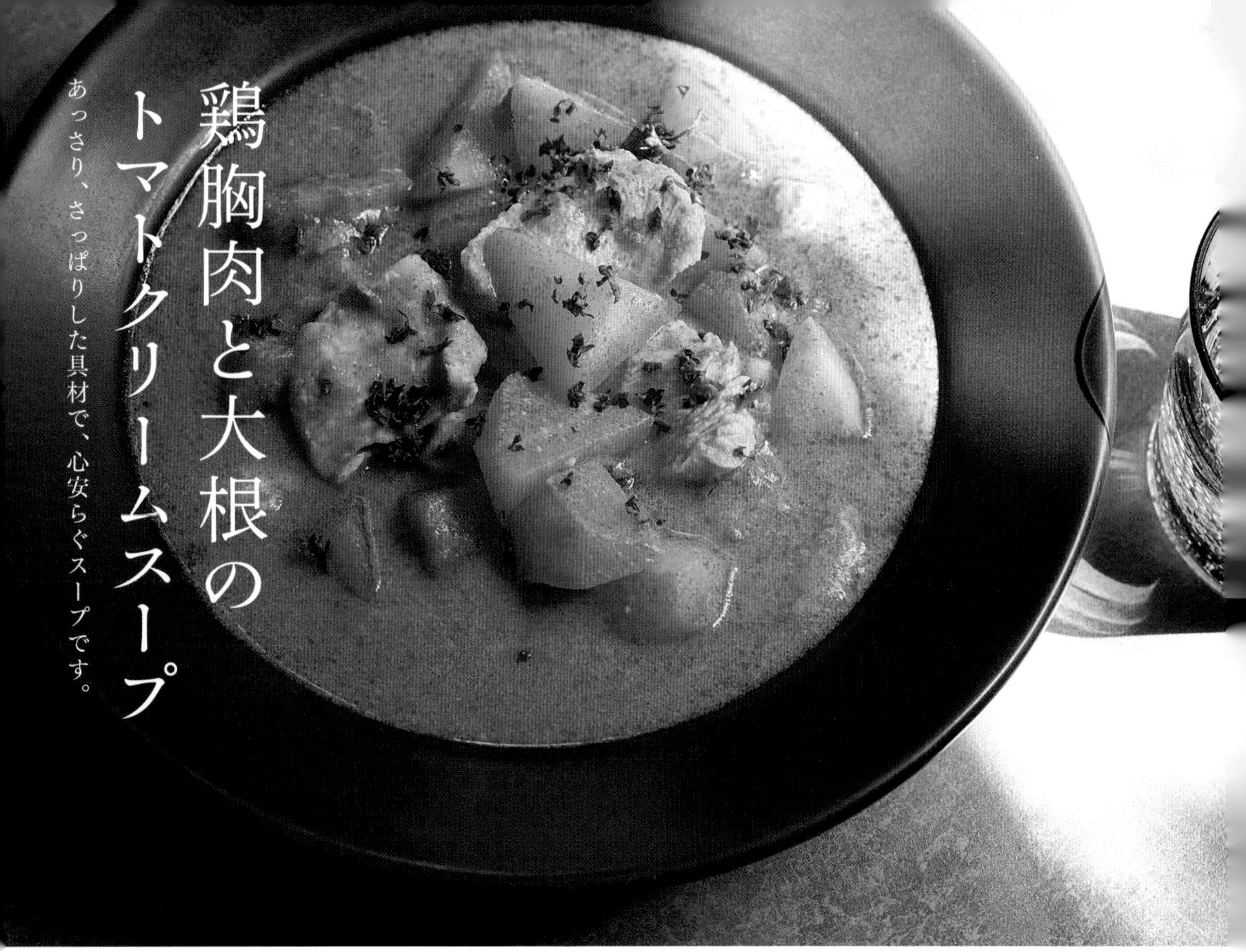

鶏胸肉と大根のトマトクリームスープ

あっさり、さっぱりした具材で、心安らぐスープです。

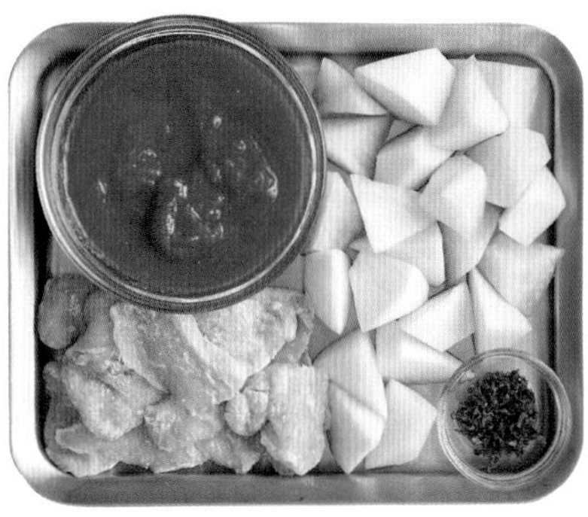

［材料と下準備］ 2〜3人分

鶏胸肉（皮なし）… 1/2枚（140g）
▶ひと口大のそぎ切りにし、小麦粉大さじ1/2をまぶす

大根 … 180g 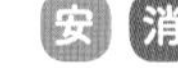
▶ひと口大の乱切りにする

パセリ … 適量
▶みじん切りにする

A 水 … 200mℓ
ホールトマト缶 … 1/2缶（200g） 安 消
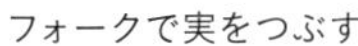
▶フォークで実をつぶす
洋風スープの素（顆粒）… 小さじ1/2

B 豆乳 … 100mℓ
みそ … 小さじ2
砂糖 … 小さじ1/4

オリーブオイル … 大さじ1/2
塩 … 適量

1 鍋にオリーブオイルを中火で熱し、大根を炒める。大根から水分が出てきたらAを加える。

2 煮立ったらふたをし、弱火にして10分ほど煮る。鶏肉を加え、弱めの中火にして、ふたをせずに3〜4分煮る。

3 Bを加えて混ぜ、塩で味を調えて、煮立たせないように弱火で温める。器に盛り、パセリを散らす。

 豆乳は分離しやすいので煮立たせないように温めましょう。

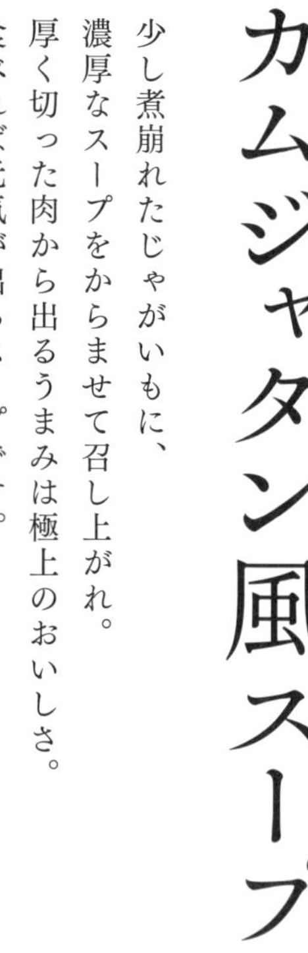

カムジャタン風スープ

少し煮崩れたじゃがいもに、濃厚なスープをからませて召し上がれ。厚く切った肉から出るうまみは極上のおいしさ。食べれば元気が出るスープです。

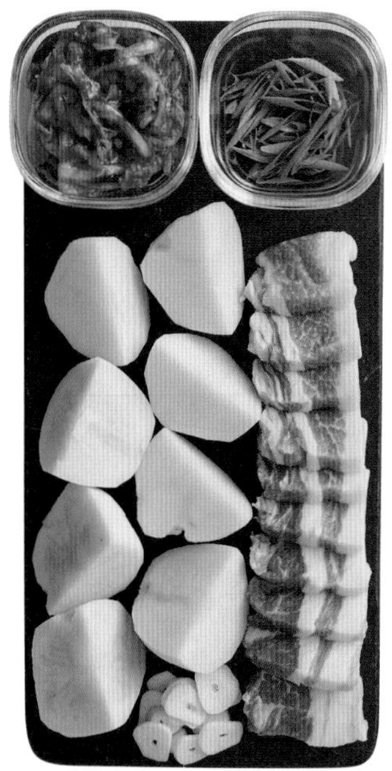

[材料と下準備] 2〜3人分

豚バラかたまり肉 … 120g カ
▶厚さ1cmに切る

にんにく … 1かけ
▶薄切りにする

白菜キムチ（カットタイプ）… 100g

じゃがいも … 2個 カ 消
▶4等分に切り、水に5分ほどさらして水けをきる

細ねぎ … 適量
▶幅5mmの斜め切りにする

A 水 … 400mℓ
　みそ … 大さじ1/2

ごま油 … 大さじ1/2

酒 … 大さじ2

しょうゆ … 小さじ1

一味唐辛子（好みで）… 適量

1 鍋にごま油とにんにくを入れて弱火で熱し、香りが立ってきたら豚肉を加えて中火で焼く。豚肉の色が変わったら酒をふって煮立て、キムチとしょうゆを加えてさっと炒め合わせる。

2 じゃがいもとAを加えて混ぜ、煮立ったらふたをし、弱火にして12〜13分煮る。

3 じゃがいもがやわらかくなったら器に盛り、細ねぎを散らして一味唐辛子をふる。

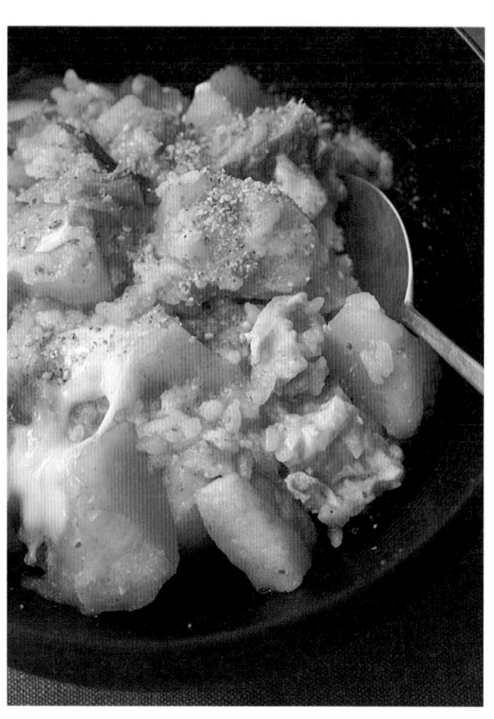

アレンジ **おじや**

スープの1/2量ほどを温めてじゃがいもを軽く崩し、温かいご飯70gを加える。溶き卵1個分を回し入れ、ふたをして卵が半熟状になるまで煮る。器に盛り、すりごま(白)適量をふる。

じゃがいもの周りが軽く煮崩れ始めたくらいが味なじみがよくておいしいです。豚肉は薄切り肉を使用してもOK。

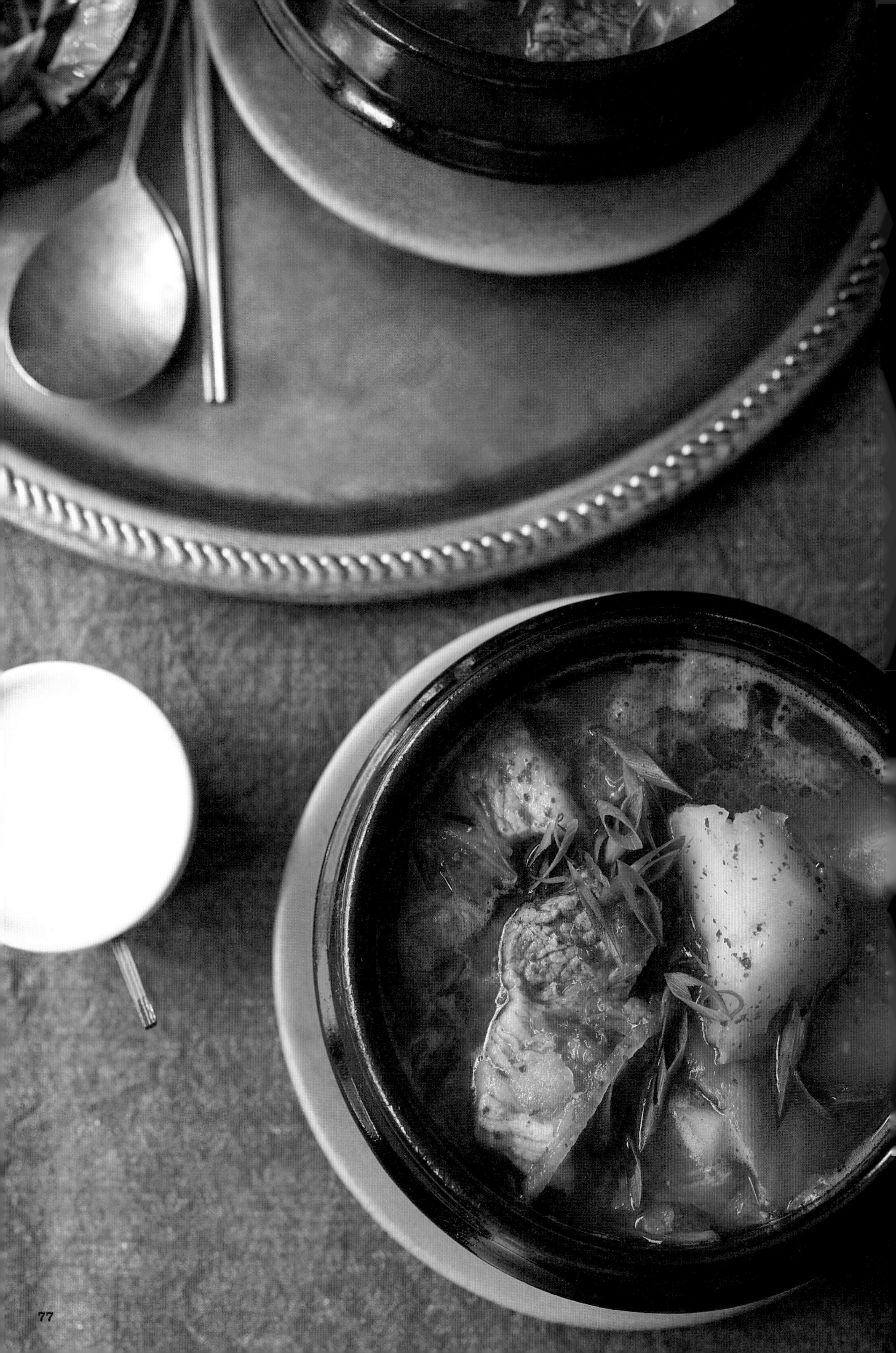

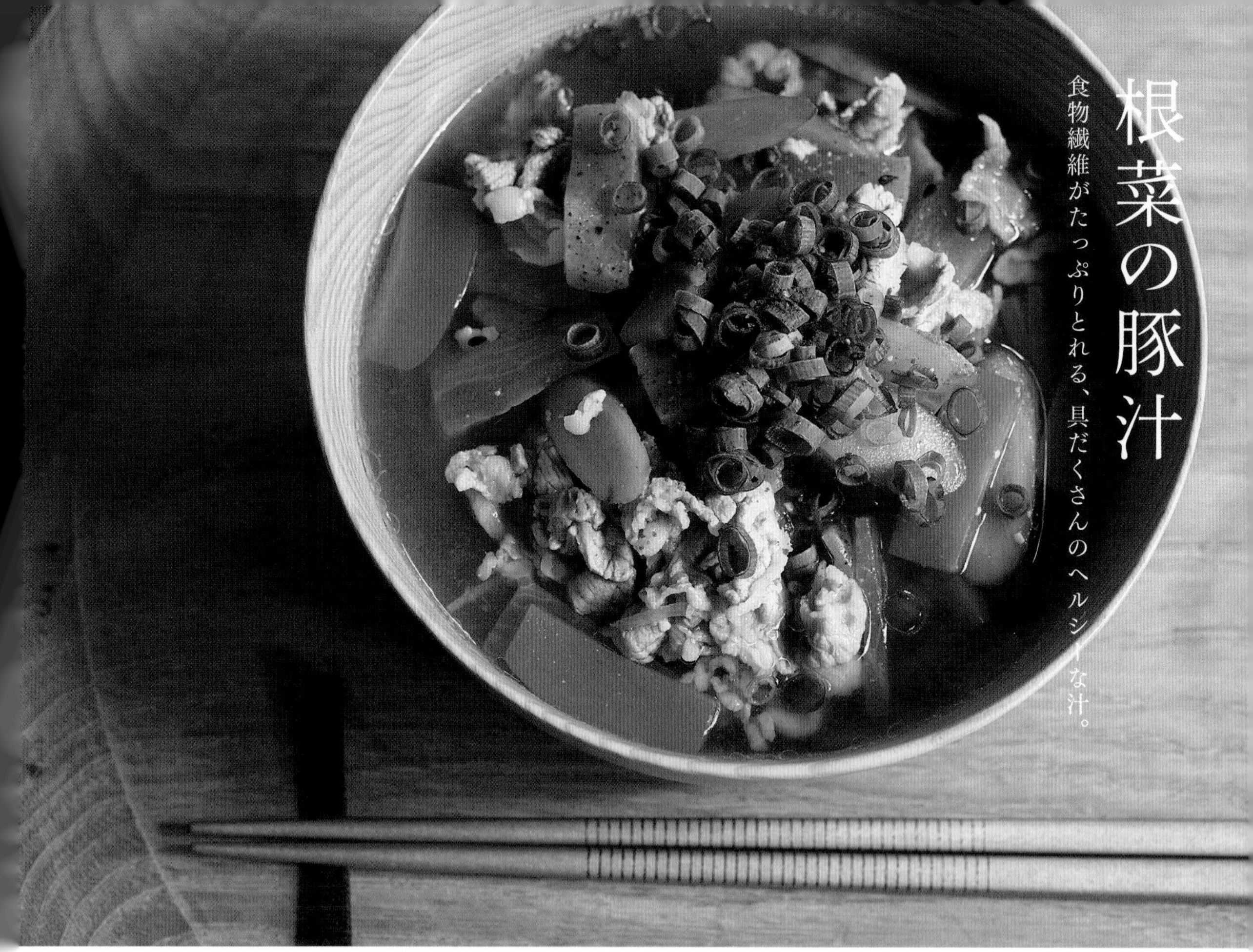

根菜の豚汁

食物繊維がたっぷりとれる、具だくさんのヘルシーな汁。

［材料と下準備］ 2〜3人分

豚バラ薄切り肉（しゃぶしゃぶ用）… 80g 
▶長さ3cmに切る

しょうが … 1かけ
▶せん切りにする

大根 … 100g
▶長さ3cmの短冊切りにする

ごぼう … 1/2本 齢 腸
▶斜め薄切りにし、水にさっとさらして水けをきる

にんじん … 1/3本
▶長さ3cmの短冊切りにする

こんにゃく（あく抜き済み）… 50g
▶長さ3cmの短冊切りにする

細ねぎ … 適量
▶小口切りにする

A だし汁 … 500mℓ
　みりん … 大さじ1/2
　しょうゆ … 小さじ1/2

ごま油 … 大さじ1/2
酒 … 大さじ2
みそ … 大さじ1と1/2〜2
七味唐辛子（好みで）… 適量

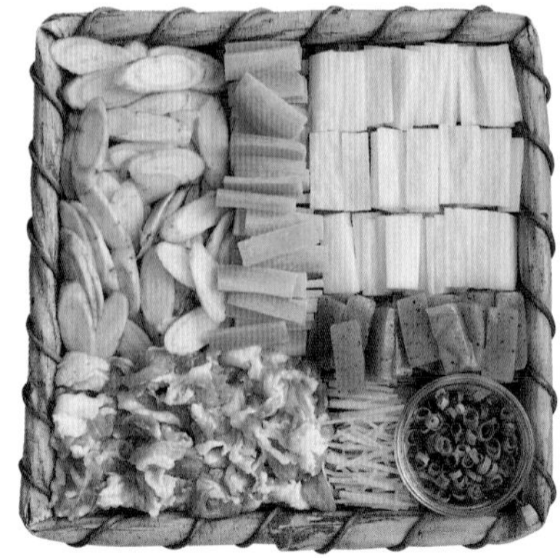

1 鍋にごま油としょうがを入れて弱火で熱し、香りが立ってきたら豚肉、大根、ごぼう、にんじん、こんにゃくを加えて中火で炒める。

2 全体に油が回ったら酒をふって煮立て、Aを加える。煮立ったらふたをし、弱火にして15分ほど煮る。

3 火を止め、みそを溶き入れる。器に盛り、細ねぎを散らして七味唐辛子をふる。

れんこんやさつまいもなど、好みの根菜を入れて作っても。

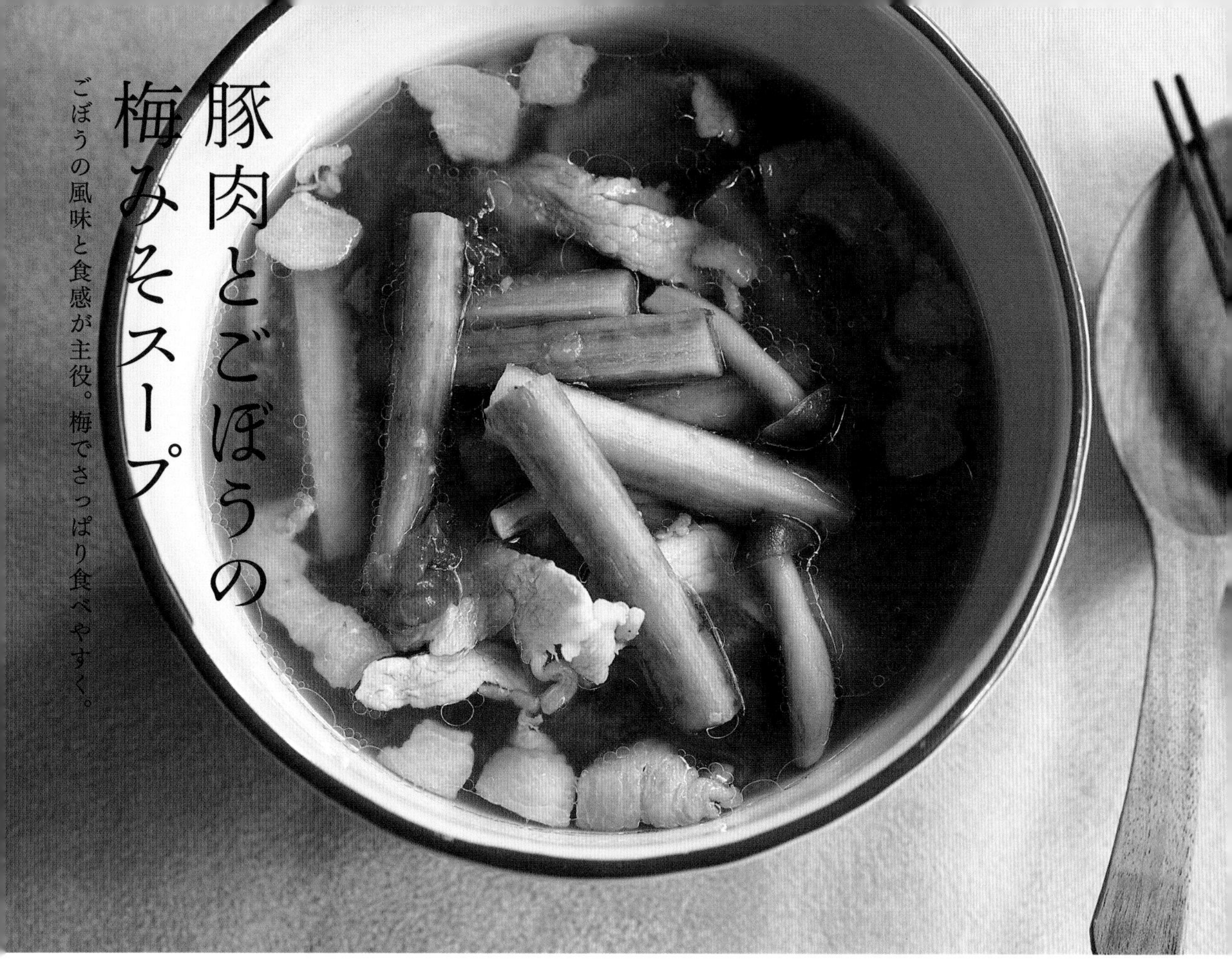

豚肉とごぼうの梅みそスープ

ごぼうの風味と食感が主役。梅でさっぱり食べやすく。

［材料と下準備］ 2〜3人分

豚ロース薄切り肉 … 80g 
▶幅1cmに切る

ごぼう … 1/2本
▶長さ5cmに切って4つ割り（細いものは2つ割り）にし、水にさっとさらして水けをきる

しめじ … 1/3パック（50g）
▶石づきを取ってほぐす

梅干し … 1個+1個 
▶種を取り、1個は果肉を包丁でたたき、1個は果肉を小さくちぎる

A 水 … 500mℓ
　酒 … 大さじ1
　みりん … 大さじ1

サラダ油 … 小さじ1
みそ … 大さじ1
しょうゆ … 小さじ1

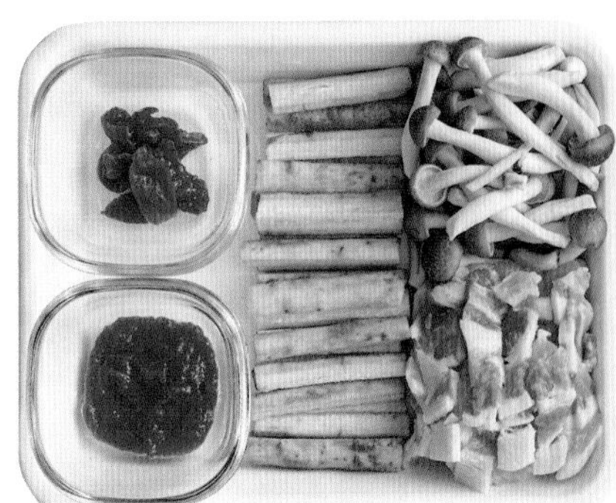

1 鍋にサラダ油を中火で熱し、豚肉、ごぼう、しめじを炒める。豚肉の色が8割方変わったら、Aを加える。

2 煮立ったら梅干し1個（たたいたもの）を加え、弱めの中火にして5分ほど煮る。

3 ごぼうがやわらかくなったら火を止め、みそを溶き入れてしょうゆを加える。器に盛り、梅干し1個（ちぎったもの）を散らす。

 梅干しは塩分8%のものを使用。お使いの梅干しの塩分に合わせて量は調節してください。

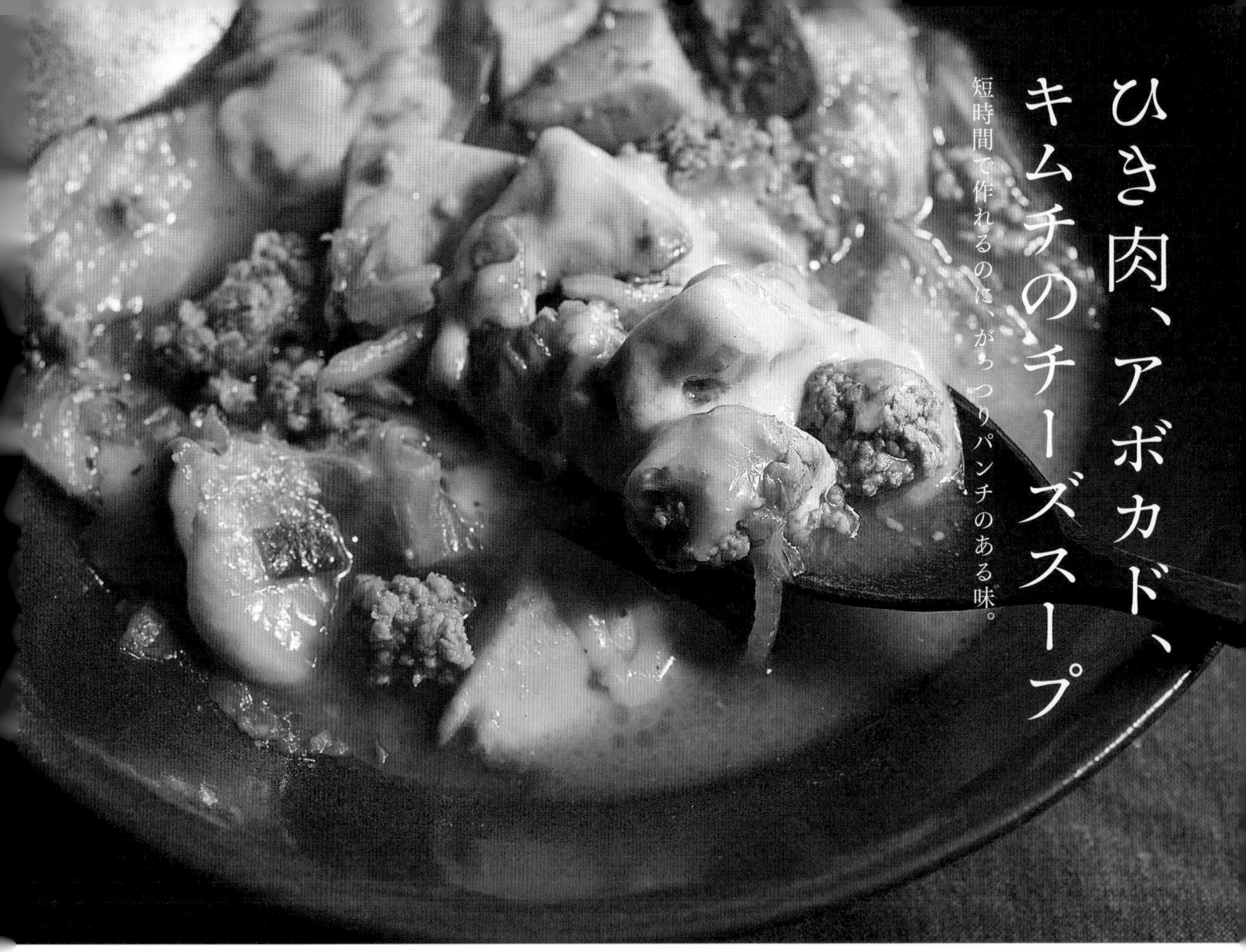

ひき肉、アボカド、キムチのチーズスープ

短時間で作れるのに、がっつりパンチのある味。

[材料と下準備] 2〜3人分

豚ひき肉 … 100g 
にんにく … 1かけ
▶みじん切りにする
白菜キムチ（カットタイプ）… 100g
アボカド … 1個 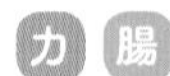
▶縦にぐるりと包丁を入れて2つに分け、包丁の刃元を種に刺して取り除く。皮をむき、縦半分に切ってから幅2cmに切る
ピザ用チーズ … 40g 
A 水 … 500mℓ
　みそ … 大さじ1と1/2
　みりん … 小さじ2
　しょうゆ … 小さじ1/2
ごま油 … 大さじ1/2

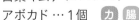

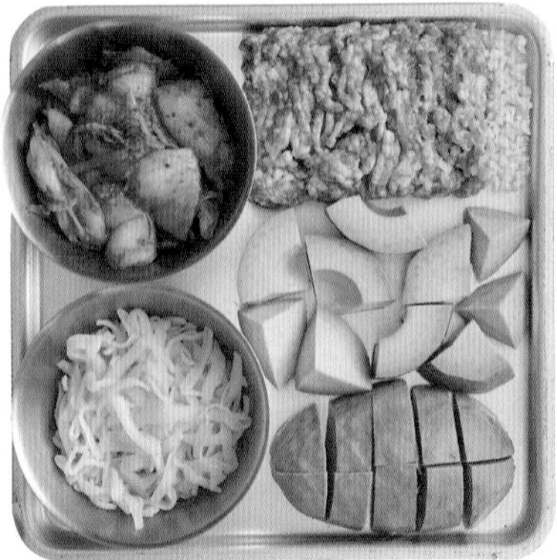

1 鍋にごま油とにんにくを入れて弱火で熱し、香りが立ってきたらひき肉とキムチを加えて中火で炒める。

2 ひき肉の色が変わったらAを加えて混ぜ、煮立ったら2〜3分煮る。

3 アボカドを加えてピザ用チーズを散らし、チーズが溶けるまでさっと煮る。

アボカドは皮が黒く、実がほどよくやわらかいものがおすすめ。

ひき肉とちぎり厚揚げのピリ辛みそ汁

厚揚げはちぎって表面積を増やすことで味がよくしみ込みます。

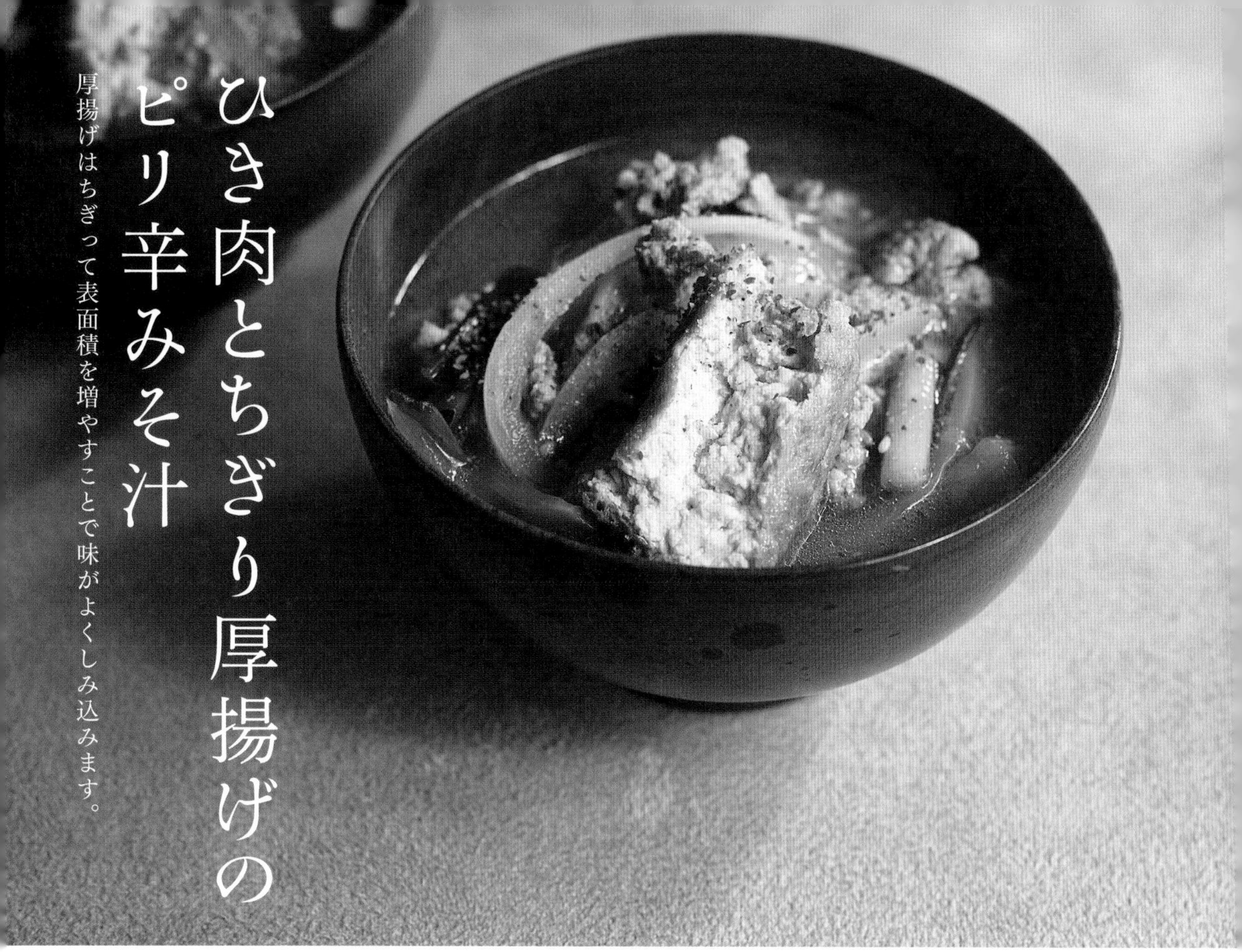

みそ
酒
みりん

[材料と下準備] 2〜3人分

豚ひき肉 … 80g 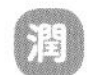
厚揚げ … 1/2枚（120g） 
▶ひと口大にちぎる
玉ねぎ … 1/2個 温
▶8等分のくし形切りにする
細ねぎ … 3本
▶長さ3㎝に切る
すりごま（白）… 適量
A だし汁 … 500mℓ
みりん … 大さじ1/2
一味唐辛子 … 少々
ごま油 … 小さじ1
酒 … 大さじ1
みそ … 大さじ1と1/2〜2
一味唐辛子 … 適量

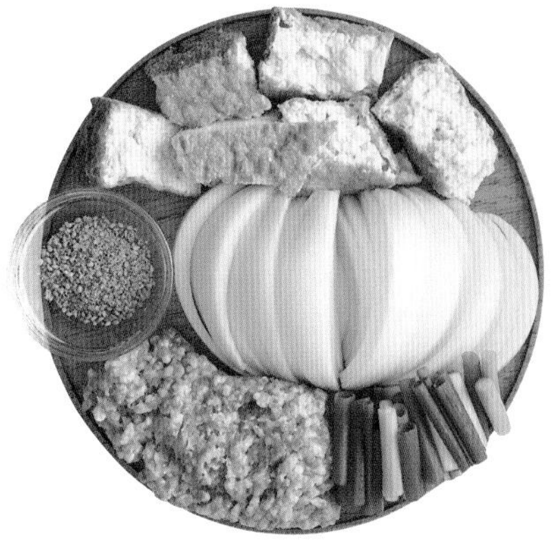

1 鍋にごま油を中火で熱し、ひき肉を炒める。色が変わったら酒をふって煮立て、Aを加える。

2 煮立ったら厚揚げと玉ねぎを加えてふたをし、弱火にして7分ほど煮る。細ねぎを加え、ふたをせずにさっと煮る。

3 火を止め、みそを溶き入れる。器に盛り、ごまと一味唐辛子をふる。

 玉ねぎに加え、みそと一味唐辛子にも体を温める作用があります。

ソーセージとブロッコリーの豆乳シチュー

かぼちゃのやさしい甘みが溶け出して、みそや豆乳とまろやかに調和します。体の芯から温めてくれる、冬にうれしいスープです。

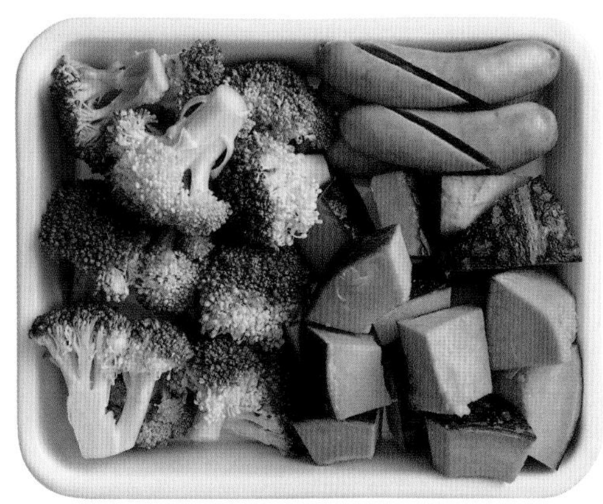

[材料と下準備] 2〜3人分

ウインナソーセージ … 4本
▶斜め半分に切る
かぼちゃ … 1/8個（180g） 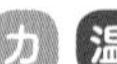
▶3cm角に切る
ブロッコリー … 1/2株（150g） 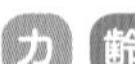
▶小房に分ける
A 豆乳 … 200mℓ
　みそ … 大さじ1
バター … 15g
小麦粉 … 15g
水 … 300mℓ
洋風スープの素（顆粒）… 小さじ1/2
塩 … 適量

1. 鍋にバターを中火で溶かし、ソーセージとかぼちゃを炒める。全体にバターが回ったら火を止め、小麦粉をふり入れて粉っぽさがなくなるまで混ぜる。
2. 弱火で熱し、水を3〜4回に分けて加え、そのつどよく混ぜる。ブロッコリーと洋風スープの素を加えて混ぜ、煮立ったらふたをして6〜7分煮る。
3. かぼちゃがやわらかくなったらAを加えて混ぜ、煮立つ直前に火を止め、塩で味を調える。

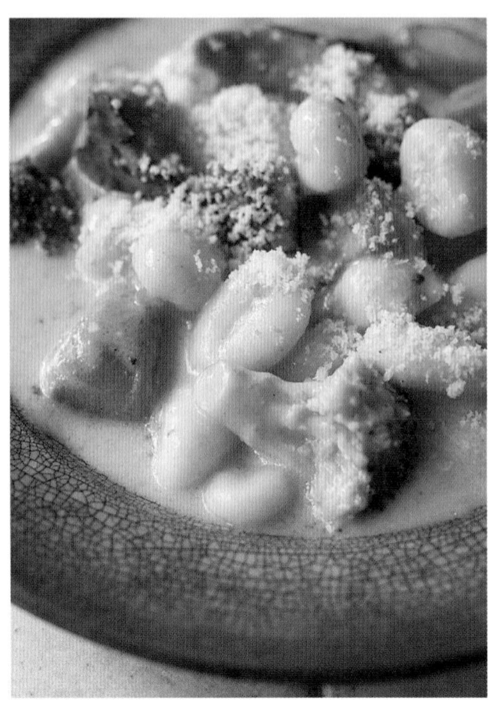

アレンジ　クリームニョッキ

塩適量を入れた熱湯でニョッキ（市販）100gをパッケージの表示どおりにゆで、オリーブオイル適量をからめる。スープの1/2量ほどにニョッキを加えて温め、器に盛って粉チーズ適量をかける。

ブロッコリーの代わりにカリフラワーやほうれん草などで作っても。
水は分けて加え、小麦粉がなじむまで弱火で加熱するとだまにならず、均一にとろみがつきます。

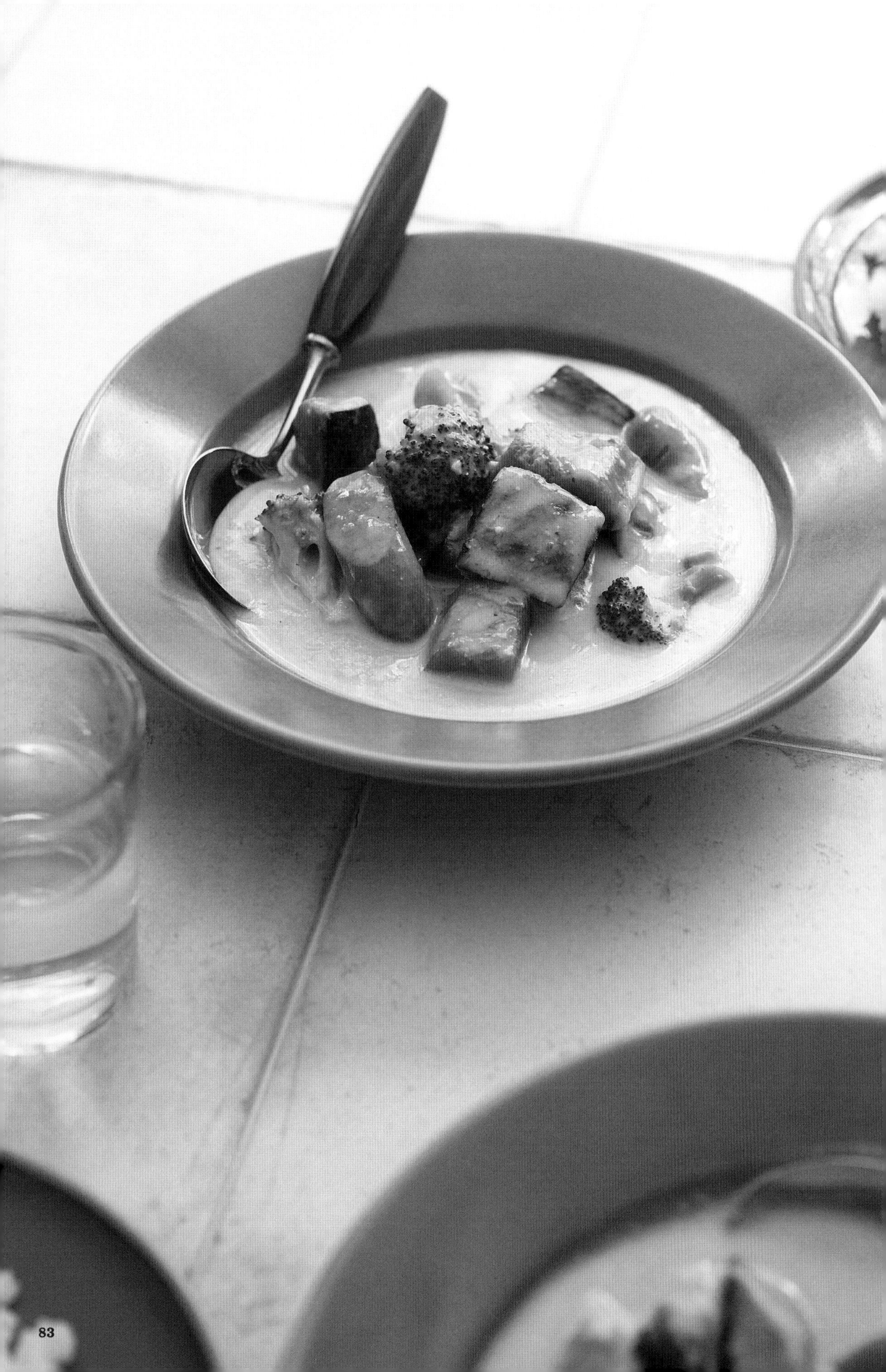

鮭とキャベツのちゃんちゃん風スープ

にんにく、みそ、バターという力強い食材の組み合わせは、いかにも食欲を刺激します。冷えた体にぴったりのスープ。

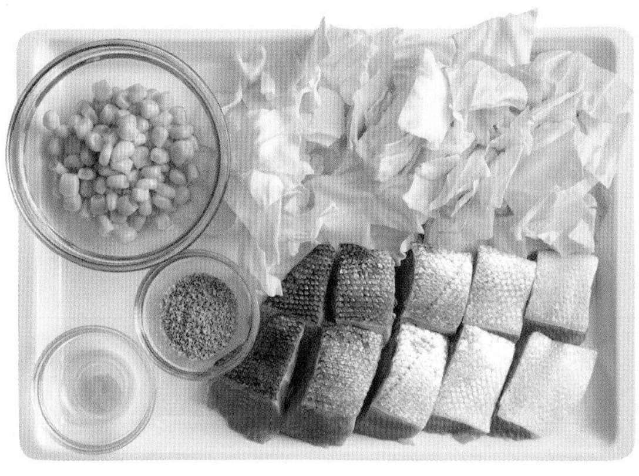

［材料と下準備］ 2〜3人分

生鮭（切り身）… 2切れ 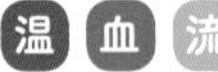
▶5等分に切る
キャベツ … 1/8個
▶3cm四方に切る
ホールコーン缶 … 50g
▶缶汁をきる
にんにく（すりおろし）… 小さじ1/4 温
すりごま（白）… 適量
A 酒 … 小さじ2
　しょうゆ … 小さじ1
B 水 … 400mℓ
　みそ … 大さじ1
　砂糖 … 小さじ1/2
バター … 10g

1 鍋にバターを強めの中火で溶かし、キャベツを焼く。焼き色がついてきたら鮭、コーン、にんにくを加え、Aをふってふたをし、中火にして3〜4分蒸し焼きにする。

2 鮭の色が変わったらBを加えて混ぜる。煮立ったら弱めの中火にし、ふたをせずに3分ほど煮る。

3 器に盛り、ごまをふる。

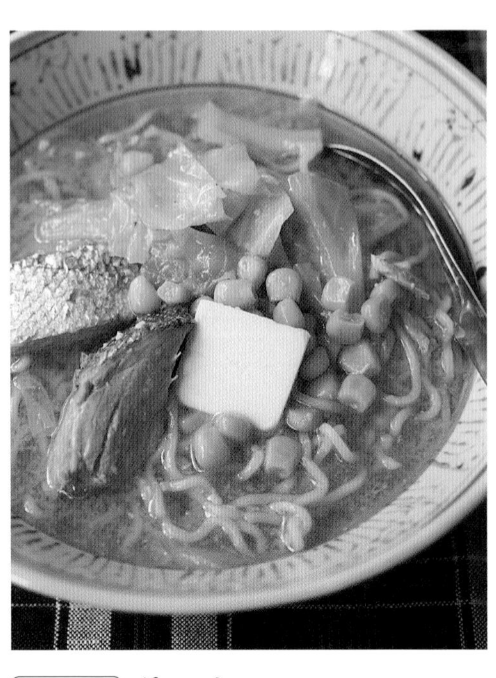

アレンジ **ラーメン**

スープの1/2量ほどを温めてみそ小さじ1、ごま油ひと回しを加える。パッケージの表示どおりにゆでた中華生めん1玉を器に盛り、スープをかけてバター適量をのせる。

鮭は血を作って流す力があるので、特に女性におすすめの食材。キャベツのほかに、もやしやにんじん、えのきたけなどを加えても。

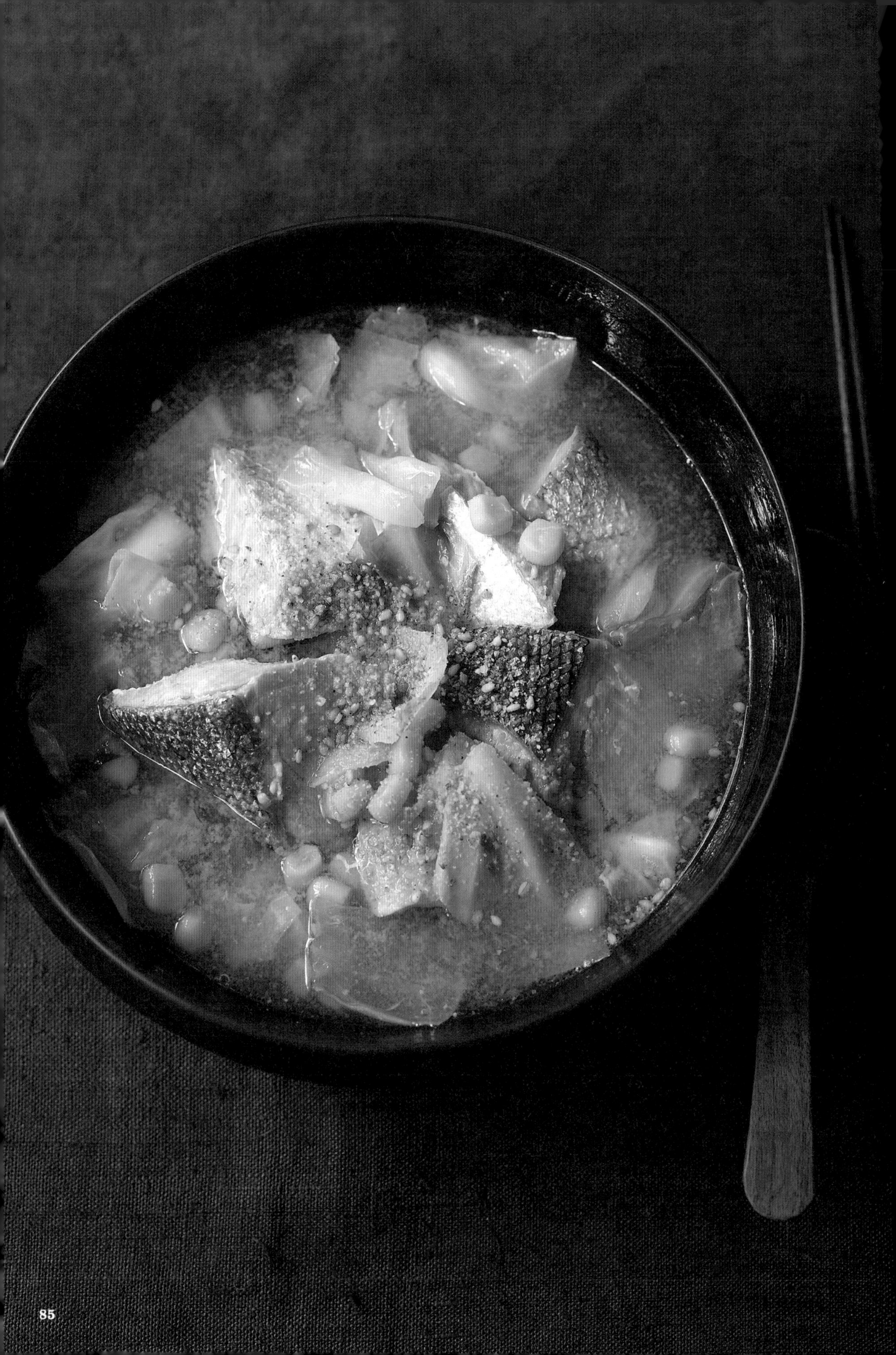

たらとじゃがいものチャウダースープ

さらっとしたクリームスープが新鮮なおいしさです。

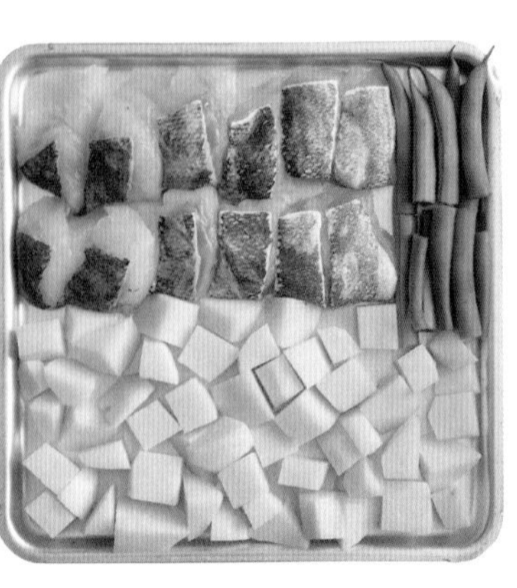

[材料と下準備] 2～3人分

生だら（切り身）… 2切れ カ
▶6等分のそぎ切りにして塩少々をふる

じゃがいも … 1個 カ 消
▶1.5㎝角に切る（水にさらさない）

さやいんげん … 5本 カ 消
▶長さを3等分に切る

A みそ … 大さじ1/2
洋風スープの素（顆粒）… 小さじ1/2

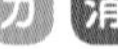

バター … 10g
小麦粉 … 10g
水 … 300㎖
牛乳 … 100㎖
塩 … 適量

1 鍋にバターを中火で溶かし、じゃがいもを炒める。透き通ってきたら火を止め、小麦粉をふり入れて粉っぽさがなくなるまで混ぜる。

2 弱火で熱し、水を2～3回に分けて加え、そのつどよく混ぜる。たらとAを加えて混ぜ、弱めの中火で煮立てて5分ほど煮る。

3 さやいんげんを加え、さらに3分ほど煮る。じゃがいもがやわらかくなったら牛乳を加えて温め、塩で味を調える。

じゃがいもは水にさらさないことでスープに適度なとろみがつきます。
さやいんげんの代わりにブロッコリーやグリーンピースでも。その場合は加熱時間を調節してください。

さばみそ缶の冷や汁

加熱不要で作れるから暑い夏にぴったり！

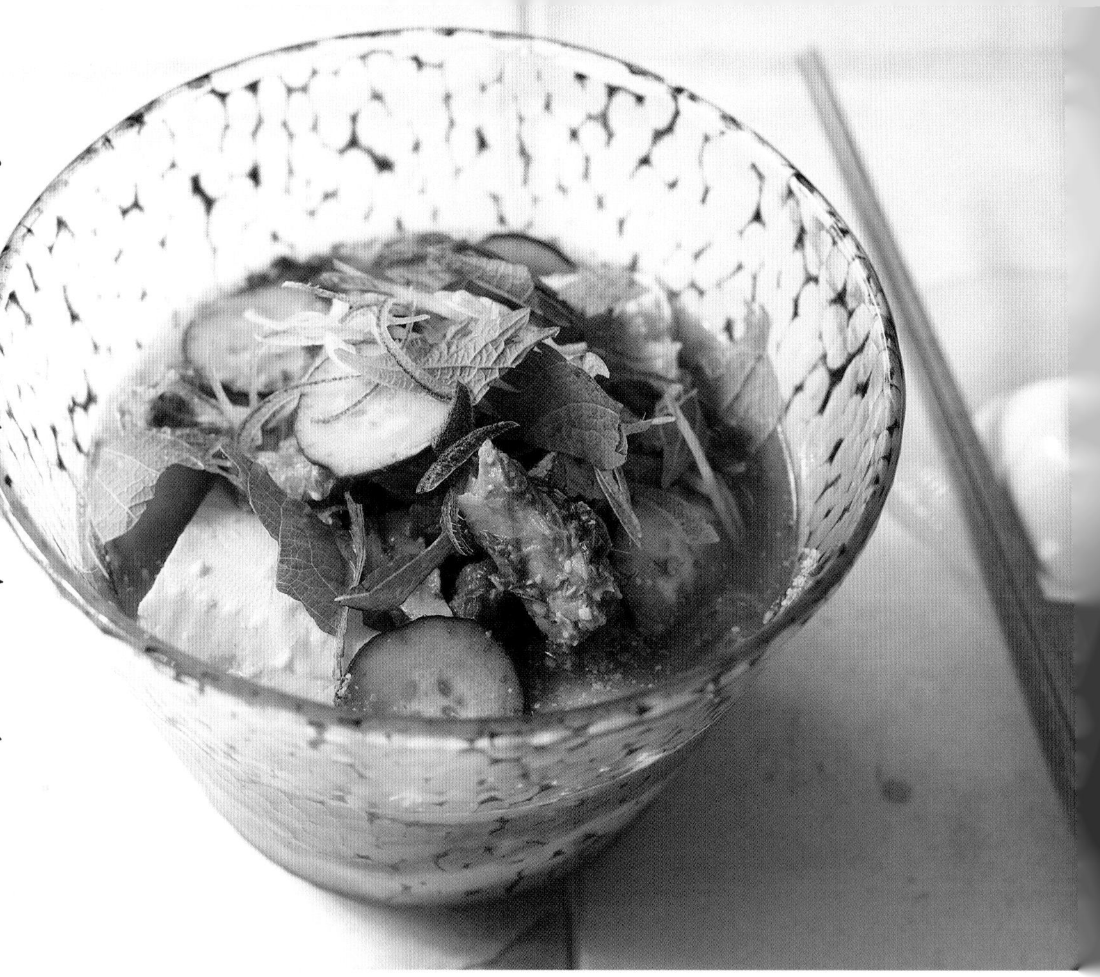

みそ
しょうゆ
砂糖

［材料と下準備］ 2～3人分

さばのみそ煮缶 … 1缶（190g）
▶身と缶汁に分け、身は粗くほぐす
きゅうり … 1/2本 冷
▶薄い輪切りにする
木綿豆腐 … 1/2丁（200g） 冷
青じそ … 3～4枚
▶粗くちぎる
みょうが … 1個
▶縦半分に切ってから斜め薄切りにする
A 水 … 400mℓ
すりごま（白） … 大さじ2
みそ … 大さじ1と1/2
しょうゆ … 小さじ2
砂糖 … 小さじ2

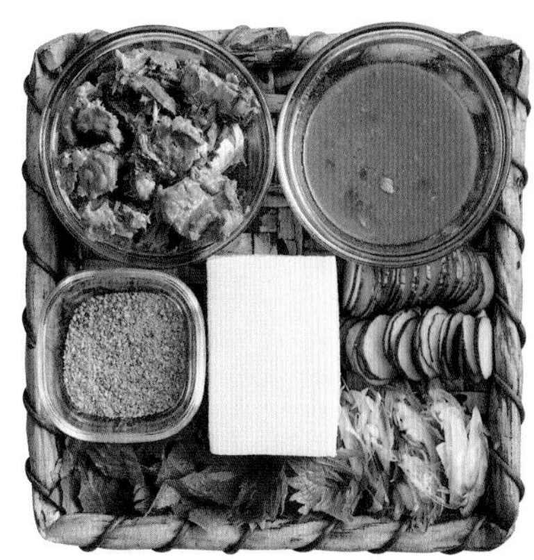

1 ボウルにさばの缶汁、きゅうり、Aを入れてよく混ぜ、ラップをして冷蔵室で冷やす。

2 器にスプーンで豆腐を食べやすい大きさにすくって入れ、さばの身をのせる。1のスープを注ぎ、青じそとみょうがをのせる。

ゆでて冷水で締めたうどんを加えても美味。薬味類には体を温める力があるので、冷えの気になる方は青じそとみょうがの量を増やしても。

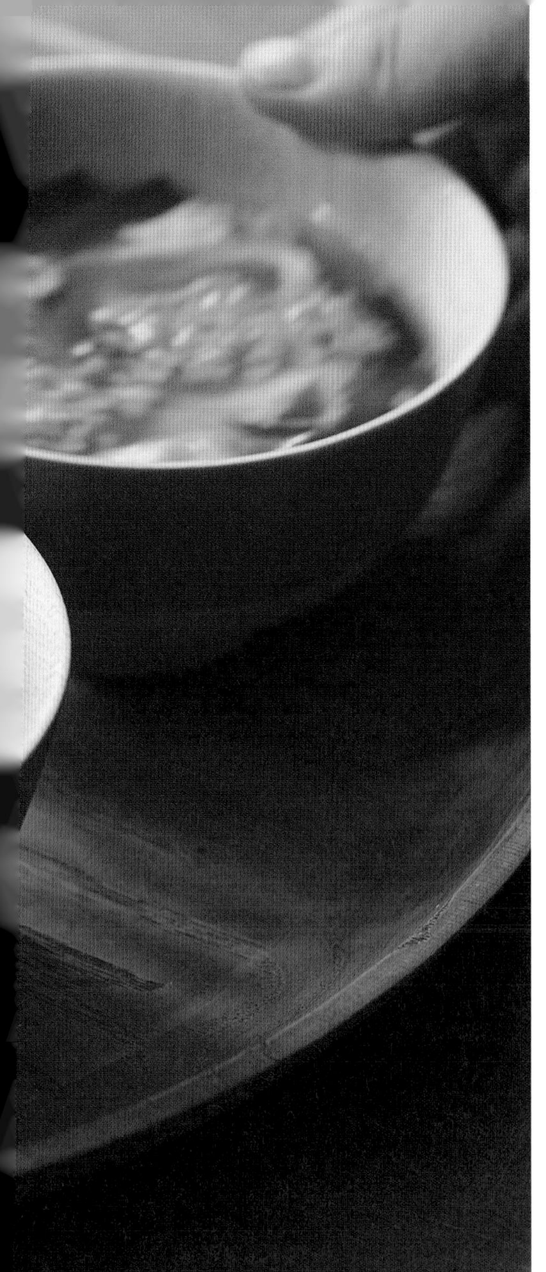

卵、納豆、にらのみそ汁

たっぷりのエネルギーが詰まった食材ばかりの濃厚で力強いみそ汁です。白いご飯によく合います。

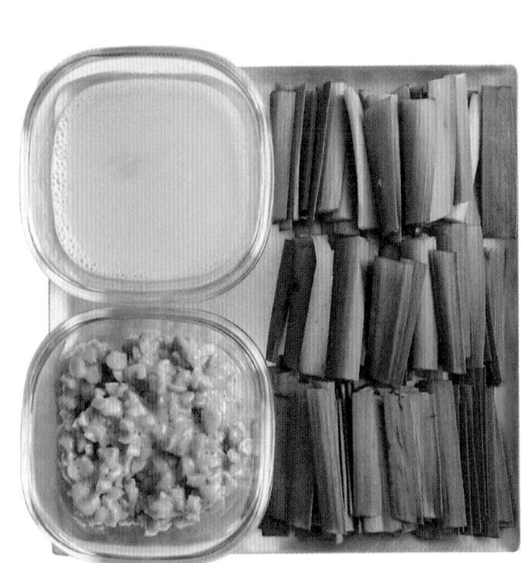

［材料と下準備］ 2〜3人分

卵 … 1個
▶溶きほぐす

納豆（ひき割り・たれつき）… 1パック（50g） 力 腸
▶付属のたれを加えて混ぜる

にら … 1/2束
▶長さ4cmに切る

だし汁 … 600mℓ
みそ … 大さじ2

1 鍋にだし汁を入れて中火で煮立て、にらを加えてさっと煮る。溶き卵を少しずつ流し入れる。

2 火を止めてみそを溶き入れ、熱いうちに器に盛って納豆を加える。

汁となじみやすいひき割り納豆がおすすめですが、普通の納豆でも作れます。温かいご飯を加えて食べてもおいしい。

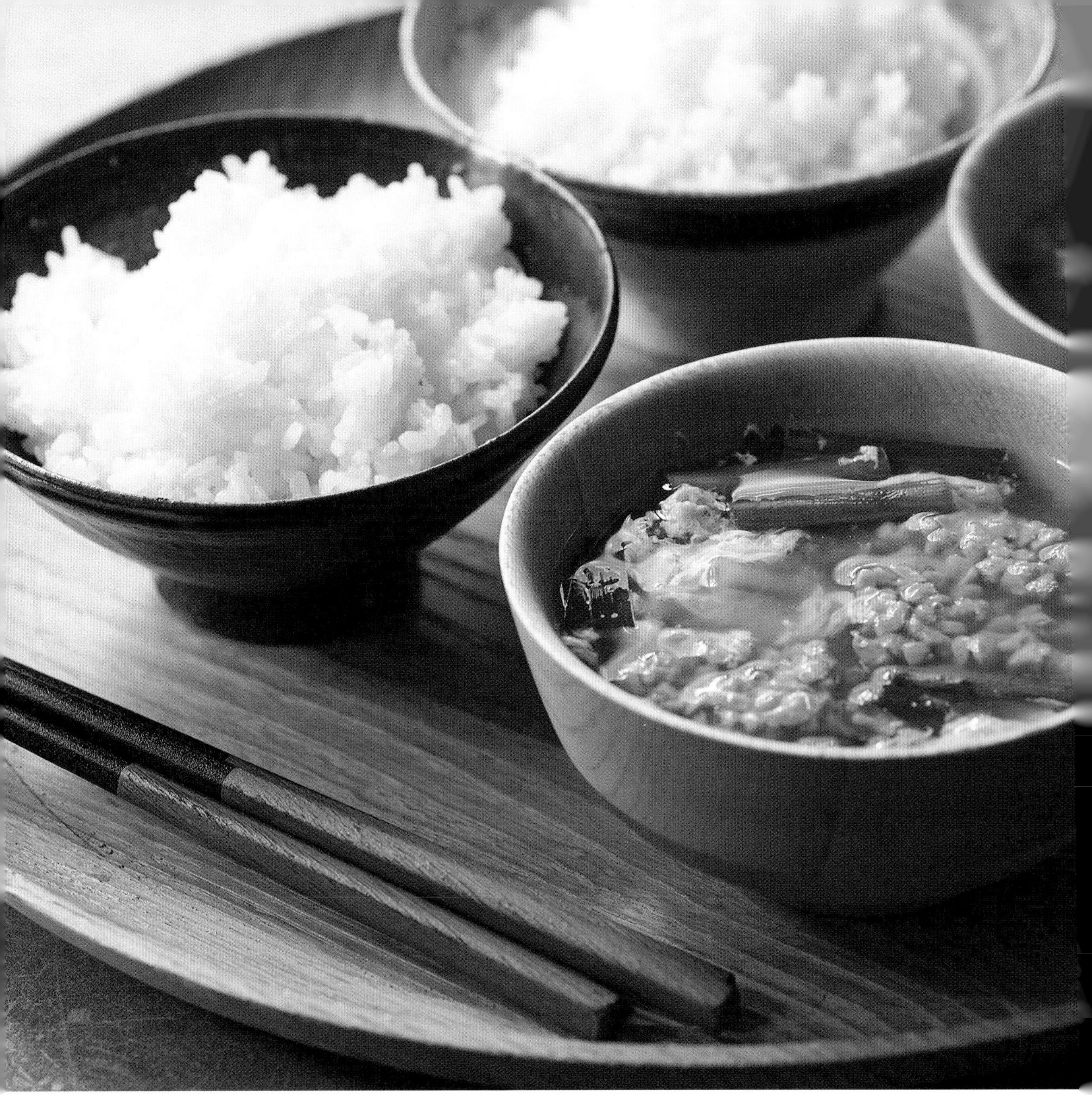

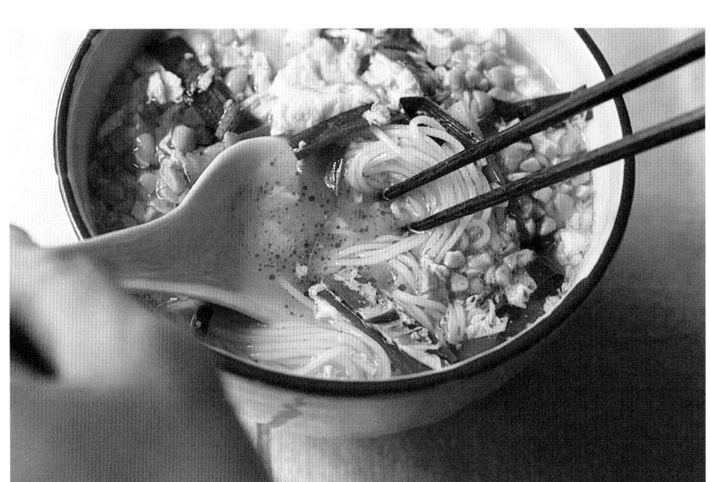

アレンジ

にゅうめん

そうめん50gはパッケージの表示よりも20秒ほど短めにゆで、冷水で洗って水けをきる。みそ汁の1/2量ほどにそうめんを加えてひと煮立ちさせ、器に盛ってラー油適量をかける。

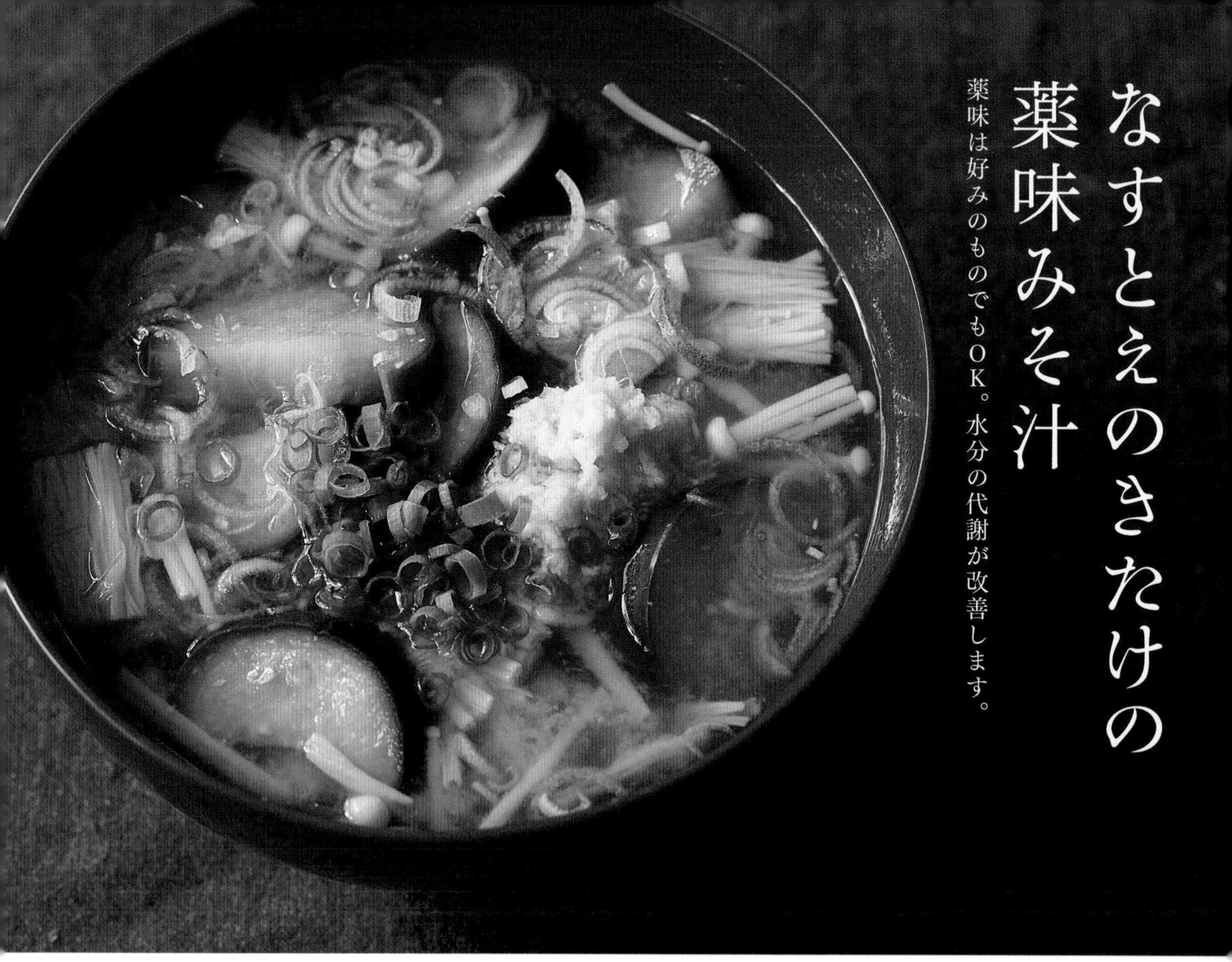

なすとえのきたけの薬味みそ汁

薬味は好みのものでもOK。水分の代謝が改善します。

[材料と下準備] 2～3人分

なす … 2本 
▶厚さ1cmの半月切りにする

えのきたけ … 1/2袋（100g） 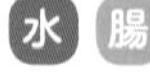
▶根元を切って長さを3等分に切る

細ねぎ … 2本
▶小口切りにする

みょうが … 1個
▶縦半分に切ってから横に薄切りにする

しょうが … 1かけ
▶すりおろす

だし汁 … 500mℓ
みそ … 大さじ1と1/2～2

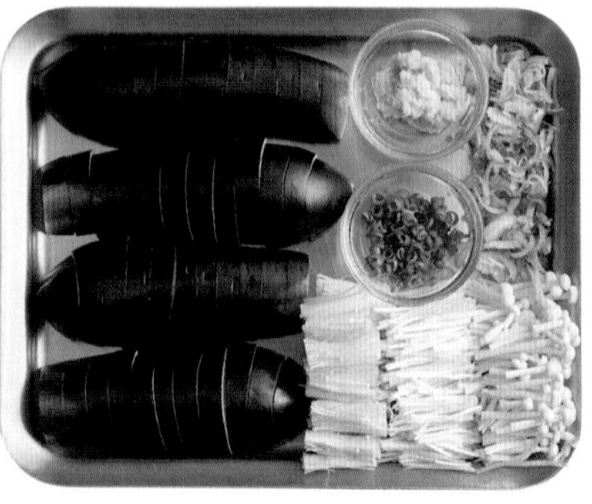

1 鍋にだし汁を入れて強火で煮立て、なすとえのきたけを加えて4～5分煮る。

2 なすがしんなりとしたら火を止め、みそを溶き入れる。

3 器に盛り、細ねぎ、みょうが、しょうがをのせる。

なすはだし汁を煮立ててから加え、強火で煮ることで皮の鮮やかさが残りやすくなります。
えのきたけを好みのきのこにしたり、油揚げを加えたりしてもOK。

さつまいもとまいたけのすいとん

さつまいもを崩しながら食べると甘みが増します。

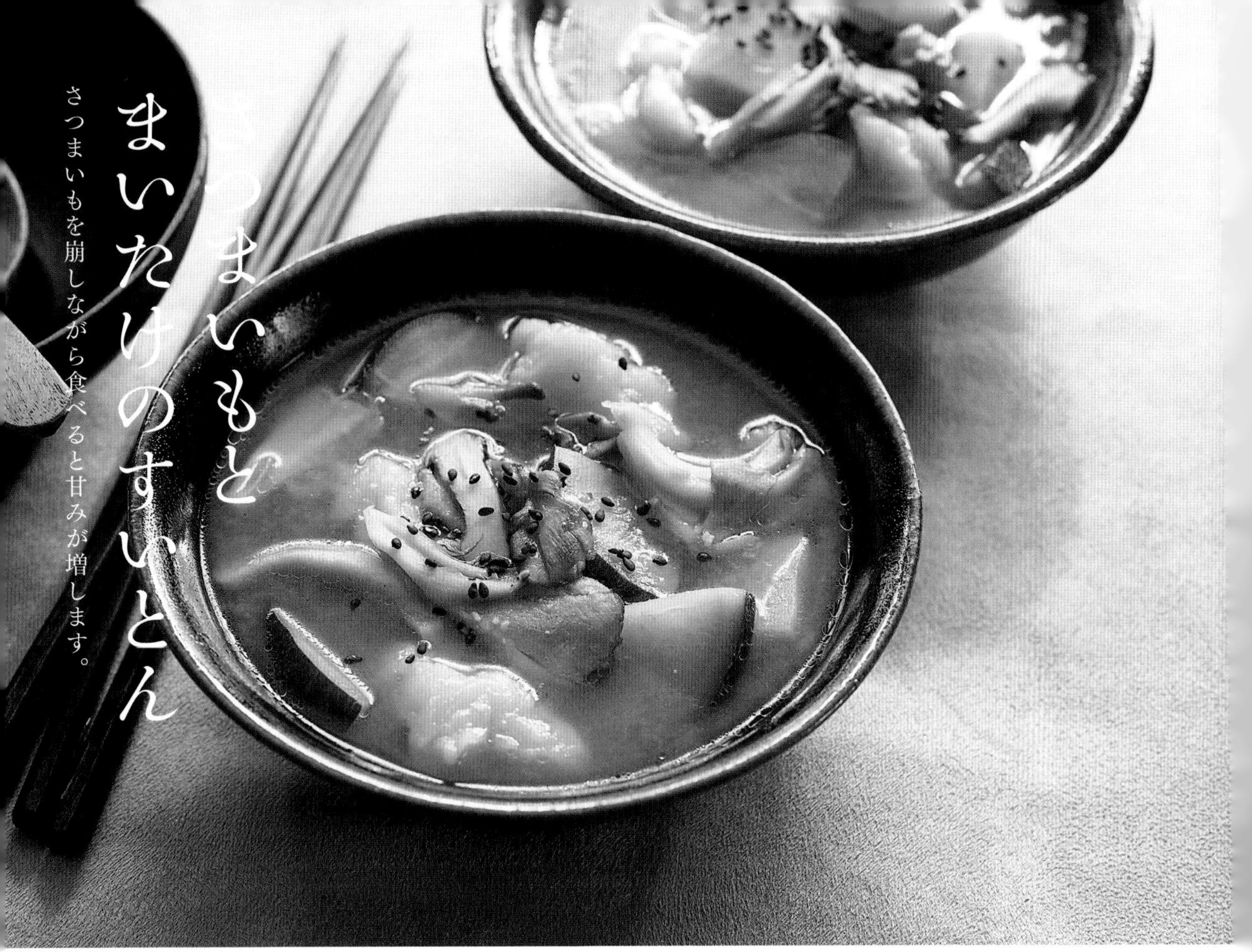

みそ
みりん
しょうゆ

[材料と下準備] 2〜3人分

すいとん
- 小麦粉 … 60g
- 水 … 大さじ3
- 塩 … ひとつまみ

▶粉けがなくなるまで混ぜる

まいたけ … 2/3パック（65g）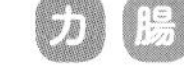

▶食べやすい大きさにほぐす

さつまいも … 1/2本（150g）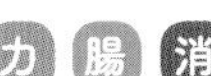

▶皮つきのまま厚さ1cmのいちょう切りにし、水に10分ほどさらして水けをきる

いりごま（黒）… 適量

A だし汁 … 500mℓ
- みりん … 大さじ1/2
- しょうゆ … 小さじ1/2

ごま油 … 小さじ1

みそ … 大さじ1

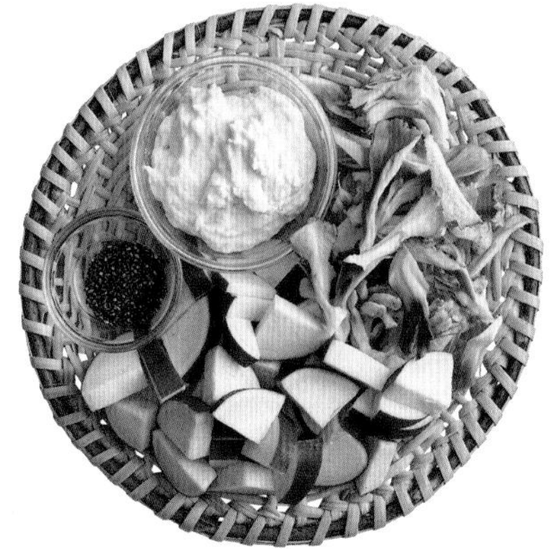

1. 鍋にごま油を中火で熱し、まいたけを炒める。しんなりとしたらさつまいもを加えて炒め合わせ、全体に油が回ったらAを加える。
2. 煮立ったらふたをし、弱火にして5分ほど煮る。スプーンですいとんのたねを1/8量ずつすくって加え、ふたをせずに弱めの中火で4分ほど煮る。
3. すいとんに火が通ったら火を止め、みそを溶き入れる。器に盛り、ごまをふる。

 好みの根菜や長ねぎで作ってもOK。

column 3

スープジャーのスープ

切り干し大根と桜えびのみそ汁

乾物からうまみがしみ出て
食べるころにはおいしくなっています。

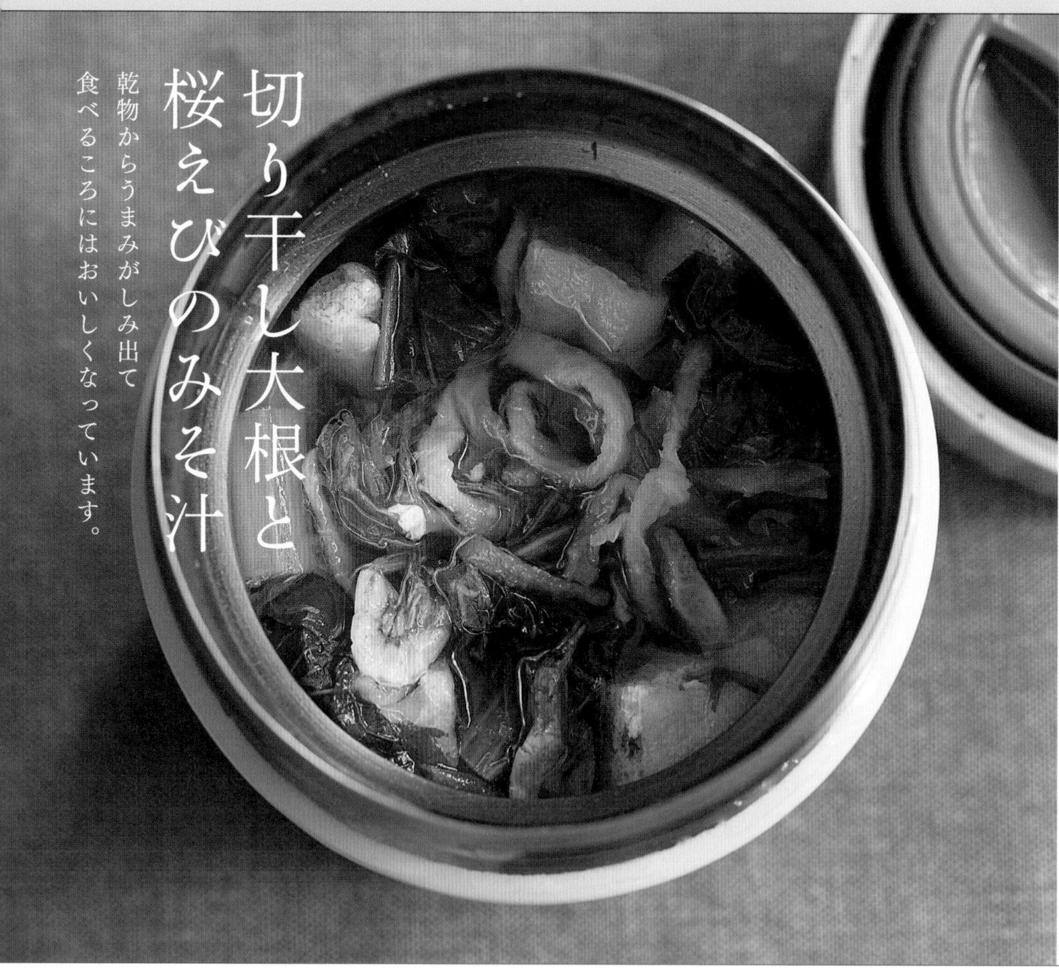

[材料と下準備] 350mlのスープジャー1個分

切り干し大根 … 10g
▶洗って水けを絞り、食べやすい長さに切る

桜えび … 大さじ1

小松菜 … 1株 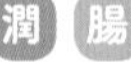

▶長さ2cmに切る

油揚げ … 1/3枚
▶1cm四方に切る

削り節 … 5g

熱湯 … 250ml

みそ … 大さじ1/2

しょうゆ … 小さじ1/4

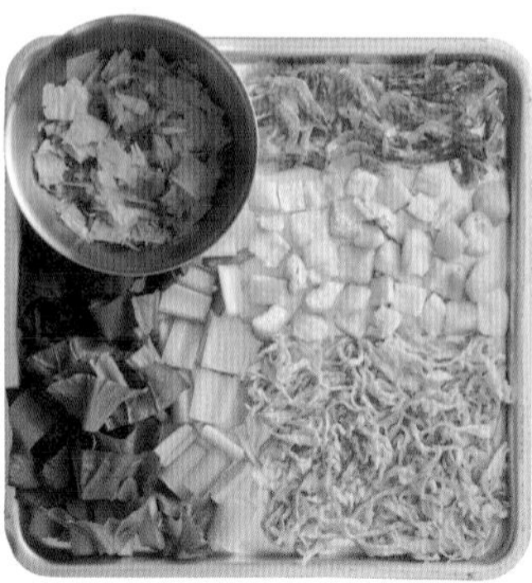

1 温めたスープジャーに材料をすべて入れてよく混ぜ、ふたをして3〜4時間保温する。

油揚げは油抜き不要。そのほうがうまみが出ます。

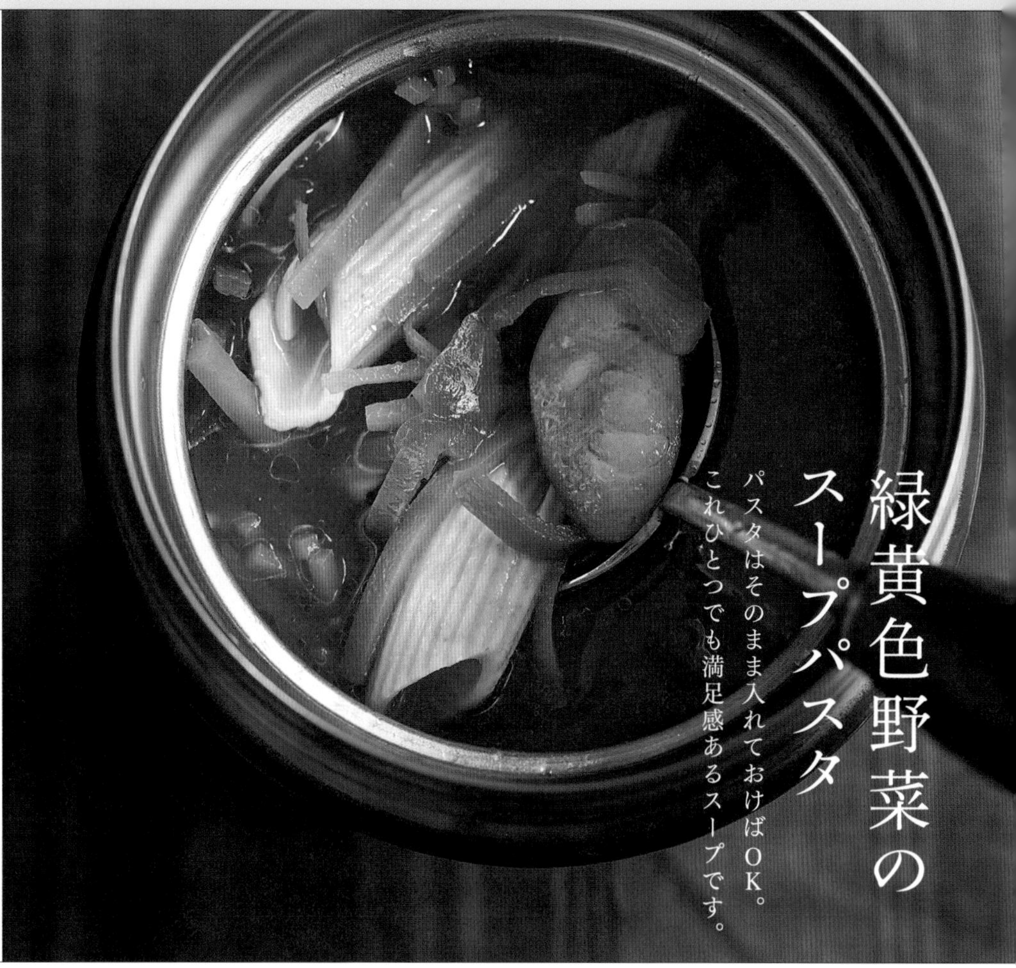

緑黄色野菜のスープパスタ

パスタはそのまま入れておけばOK。これひとつでも満足感あるスープです。

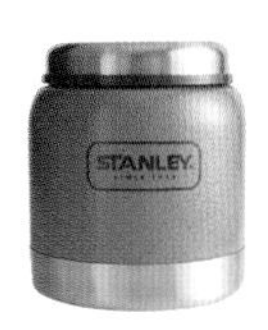

スープジャーがあればスープをお弁当にできます。ショートパスタはゆでずにそのまま入れておけば、食べるころには完成。スープジャーにはあらかじめ熱湯を2～5分入れて温めておきます（熱湯は捨てる）。

［材料と下準備］ 350mlのスープジャー1個分

ウインナソーセージ … 1本
▶幅5mmの斜め切りにする

にんじん … 1/4本 消
▶細切りにする

ピーマン … 1/2個
▶横に幅3mmに切る

にんにく（すりおろし）… 少々

ショートパスタ（ペンネ）… 30g

トマトジュース（食塩無添加）… 100ml 冷 消
▶常温に戻す

A 水 … 150ml
　洋風スープの素（顆粒）… 小さじ1/2
　塩 … ふたつまみ

オリーブオイル … 小さじ1

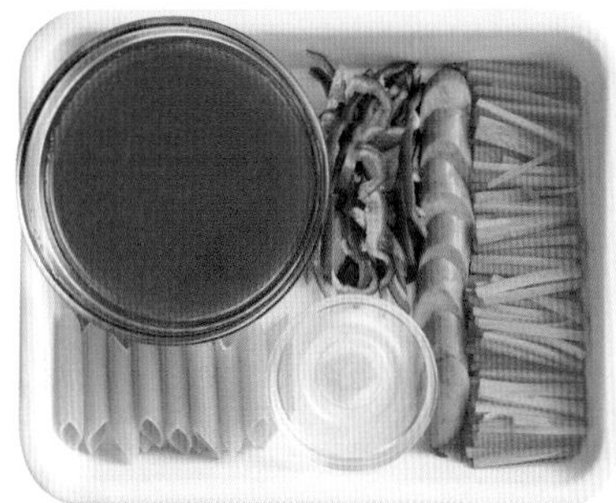

1 鍋にオリーブオイルを中火で熱し、ソーセージ、にんじん、ピーマン、にんにくを炒める。全体に油が回ったらAを加え、ひと煮立ちさせる。

2 温めたスープジャーにショートパスタ、トマトジュース、**1**を加えてさっと混ぜる。ふたをして3～4時間保温する。

今回は12分ゆでのペンネを使用しましたが、好みのショートパスタで構いません。
食塩添加のトマトジュースを使用する場合は、Aの塩の量を減らしてください。

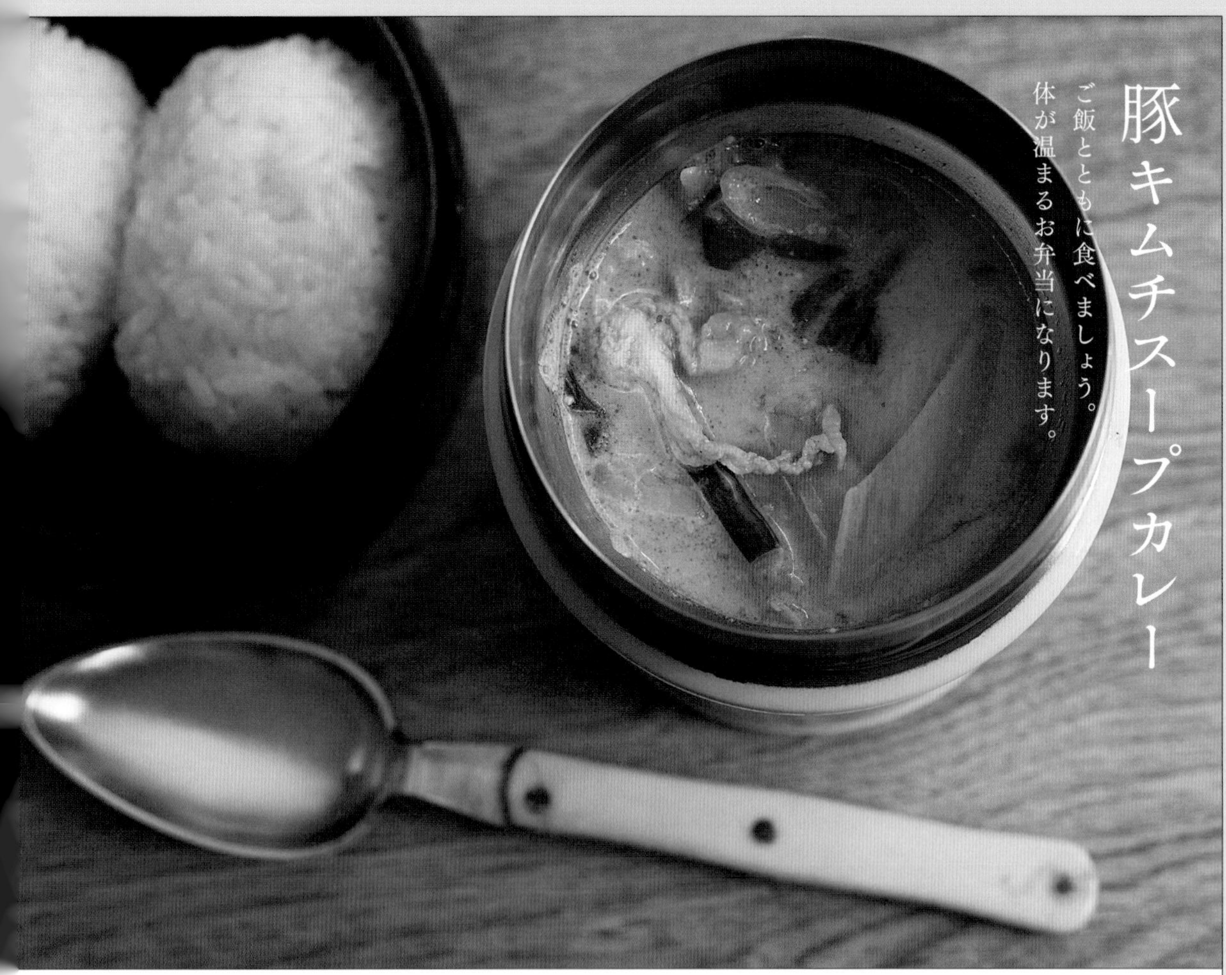

豚キムチスープカレー

ご飯とともに食べましょう。
体が温まるお弁当になります。

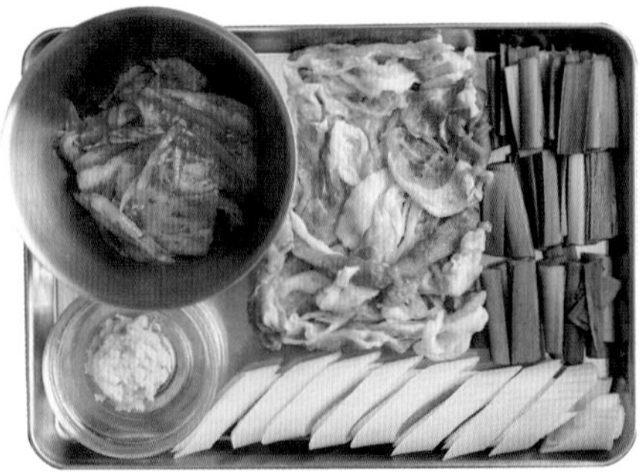

[材料と下準備] 350mlのスープジャー1個分

豚こま切れ肉 … 60g
▶大きい場合は食べやすい大きさに切る

長ねぎ … 1/3本 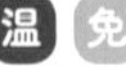
▶幅1cmの斜め切りにする

にら … 2本 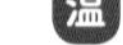
▶長さ3cmに切る

白菜キムチ（カットタイプ）… 50g

しょうが（すりおろし）… 小さじ1 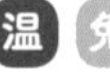 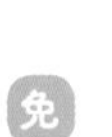

A 水 … 120ml
　豆乳 … 120ml
　しょうゆ … 小さじ1
　カレー粉 … 小さじ1/4

サラダ油 … 小さじ1

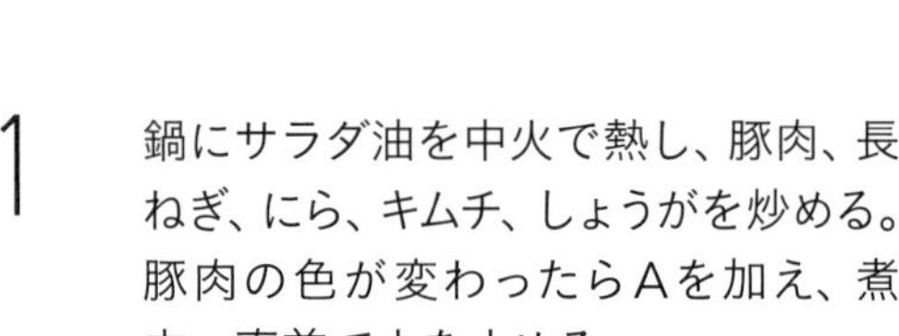

1 鍋にサラダ油を中火で熱し、豚肉、長ねぎ、にら、キムチ、しょうがを炒める。豚肉の色が変わったらAを加え、煮立つ直前で火を止める。

2 温めたスープジャーに1を入れ、ふたをして保温する。

カレー粉に含まれるスパイスが体を芯から温めてくれます。
冷えの気になる方や冷房の効いたオフィスでのランチなどにも。

麻婆豆腐のスープ

こちらもご飯と一緒にいただくスープ。油控えめで、軽やかな麻婆豆腐です。

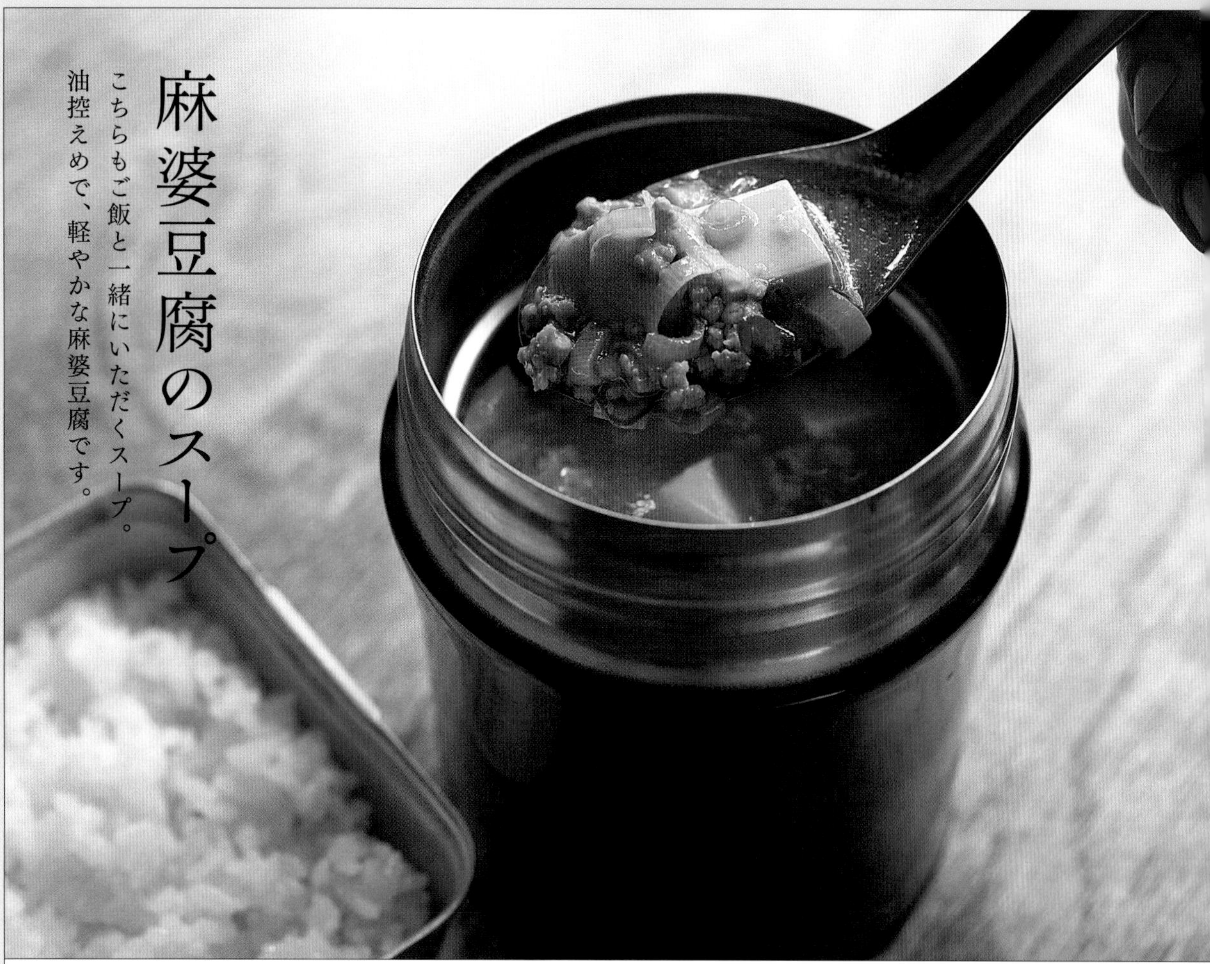

[材料と下準備] 350㎖のスープジャー1個分

豚ひき肉 … 80g　カ 潤
にんにく … 1かけ
▶みじん切りにする
しょうが … 1かけ
▶みじん切りにする
長ねぎ … 1/3本
▶縦半分に切ってから横に幅5㎜に切る
赤唐辛子（小口切り）… 1本分
絹ごし豆腐 … 1/4丁（100g）　カ 潤
▶1.5㎝角に切る
A みそ … 小さじ1と1/2
　しょうゆ … 小さじ1
B 水 … 150㎖
　片栗粉 … 小さじ1/2
　鶏がらスープの素（顆粒）… ふたつまみ
▶よく混ぜる
ごま油 … 小さじ1

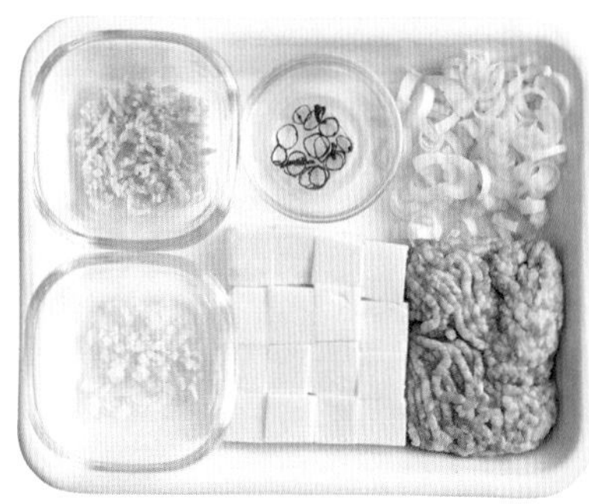

1 鍋にごま油、にんにく、しょうがを入れて弱火で熱し、香りが立ったらひき肉、長ねぎ、赤唐辛子を加えて中火で炒める。ひき肉の色が変わったらAを加え、炒め合わせる。

2 Bを加えて煮立て、とろみがついたら豆腐を加えて1分ほど煮る。温めたスープジャーに入れ、ふたをして保温する。

 豆腐はもちろん木綿豆腐でも。食べごたえが出ます。

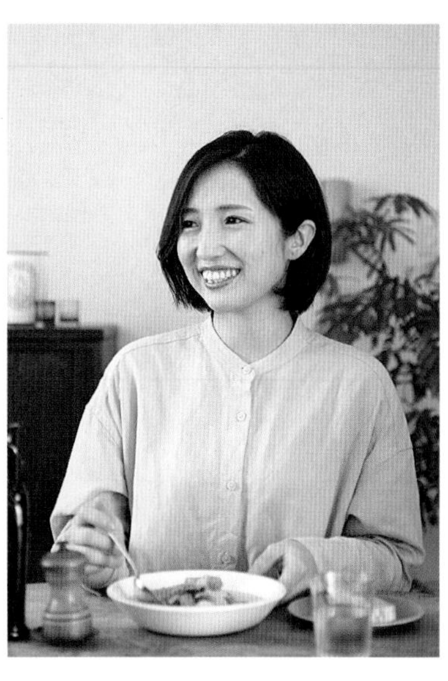

齋藤菜々子

料理家、国際中医薬膳師。一般企業に就職後、忙しい日々の中で料理を作ること、食べることが心身の充実につながることを実感し、料理の道を志す。料理家のアシスタントを務めながら、日本中医食養学会、日本中医学院にて中医学を学び、国際中医薬膳師の資格を取得。独立後は「今日からできるおうち薬膳」をモットーに、身近な食材を使った親しみやすい家庭料理のレシピを、雑誌やWebなどで提案している。

https://nanakoyakuzen.amebaownd.com

調理補助　梅田莉奈、中澤佐紀
撮影　福尾美雪
スタイリング　駒井京子
デザイン　高橋朱里、菅谷真理子（マルサンカク）
文　佐藤友恵
校閲　安藤尚子、泉敏子
編集　小田真一
撮影協力　ＵＴＵＷＡ

読者アンケートにご協力ください

この度はお買い上げいただきありがとうございました。『基本調味料で作る体にいいスープ』はいかがだったでしょうか？　右下のＱＲコードからアンケートにお答えいただけると幸いです。今後のより良い本作りに活用させていただきます。所要時間は５分ほどです。

＊このアンケートは編集作業の参考にするもので、ほかの目的では使用しません。詳しくは当社のプライバシーポリシー（https://www.shufu.co.jp/privacy/）をご覧ください。

基本調味料で作る体にいいスープ

著者　齋藤菜々子
編集人　束田卓郎
発行人　倉次辰男
発行所　株式会社主婦と生活社
〒１０４-８３５７ 東京都中央区京橋３-５-７
編集部　☎０３-３５６３-５１２９
販売部　☎０３-３５６３-５１２１
生産部　☎０３-３５６３-５１２５
https://www.shufu.co.jp

製版所　東京カラーフォト・プロセス株式会社
印刷所　共同印刷株式会社
製本所　共同製本株式会社

ISBN978-4-391-15486-3

十分に気をつけながら造本していますが、落丁、乱丁本はお取り替えいたします。お買い求めの書店か、小社生産部にお申し出ください。